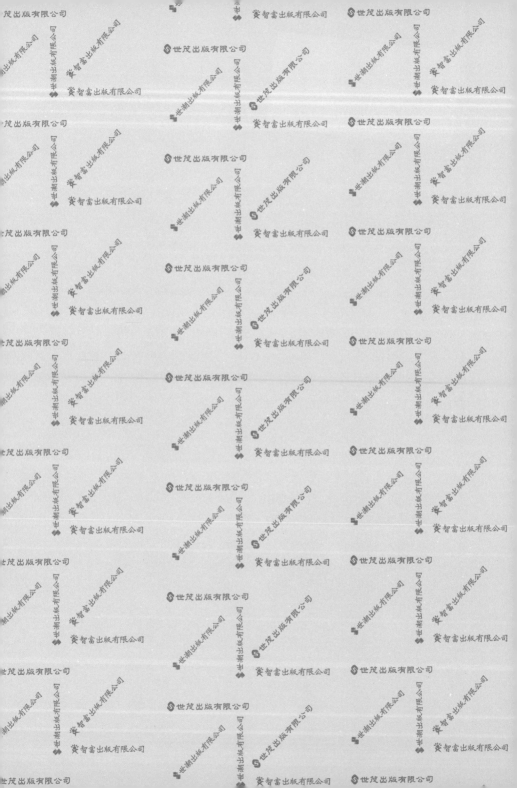

讓腦血液不黏稠的50個方法

醫學博士、眞田診所院長 眞田祥一◎編著
宏恩醫院家庭醫學科主任 譚健民 醫師◎審訂
劉雪卿◎譯

國家圖書館出版品預行編目資料

讓腦血液不黏稠的50個方法 / 眞田祥一編著；
劉雪卿譯. -- 初版. -- 臺北縣新店市：世茂,
2002[民91]
面； 公分

ISBN 957-776-310-3(平裝)

1. 腦溢血 2. 食物治療

415.922 90021820

「天災總是在人疏忽的時候來到」

「天災總是在人疏忽的時候來到。」

沒有原因或預兆，突然襲來的疾病，以前稱爲「中風」。健康的人突然倒下了，經常會使用「晴天霹靂」的說法。

尤其像腦中風，以前就是這類疾病的代表。在十年前，腦外科或神經內科方面，看護或照顧的方法不周全，很多人因爲罹患腦中風而失去生命，就算獲救也無法過著充實的人生，非常可怕。

我致力於學習腦外科，隨著腦溢血、蜘蛛網膜下出血的手術普及，終於能夠解救患者的性命。

但是很多人因爲後遺症而感到痛苦，我不知該如何選擇，不知道是不是應該再將這些人送回社會上。

後來，逐漸明白腦溢血、腦梗塞的原因之後，發現大部分的腦中風都能夠「防患於未然」，也有了生活習慣病的認識。

最初在寒冷地方腦溢血患者較多，因此對於鹽分較多的飲食生活有所警覺。後來由於血壓測定、心電圖的普及等，在成人病當中，發現血液中的膽固醇、尿糖和血糖測定能夠預防腦中風。這已經是二十年前的事了。

菸和肥胖的影響非常的大，高血壓、糖尿病和高血脂症的藥物非常普及，而且認爲運動比較好。像這類的觀念已經建立十多年了。

的確，腦溢血的情形銳減，但是高齡化的社會裡老年人增多，腦梗塞反而有增加的趨勢。

不光是去看醫師、進行預防方法，同時也需要改善生活習慣，了解「自己的

前言

健康由自己來保護」。

本書以自己能夠進行的腦中風及痴呆的預防方法爲主題編纂而成，從以往已知的方法以及一些新的方法中，挑選出效果較高的五十種方法。

除了飲食生活和運動之外，在各方面我已經進行的方法或是以往不明白的知識，現在用簡單明瞭的方法整理敘述出來。同時大家一起來探討，如何過著更好的老年生活。

現在我們藉著氣象報導、地震預報、路況報導及各種資訊，過著更安全舒適的生活。同樣的，希望本書也能夠在保護衆人健康方面發揮資訊上的作用。

眞田診所院長　眞田祥一

目錄

第1章 腦血管的老化

第2章 讓腦血管恢復年輕的50種方法

【食品篇】

第 1 章

腦血管的老化

血液一旦黏稠，會變成什麼情況？

使清澈的血液受到污染的元凶

在體內流動的血液具有運送氧及營養素的重要作用，因此血液一定要清澈順暢的運送到全身，這是維持身體健康以及生命活動的根源。

但是重要的血液一旦變得黏稠，會變成什麼樣的情況呢？

健康的血液是清澈的，相反的，黏稠的血液則是又稠又黏的狀態。

其真相是血液中含有過多的膽固醇或三酸甘油脂，這些是油，一旦增加就會使血液變得黏稠。

●血液黏稠的眞相

血液會變黏稠，則是因為血液中含有過多的葡萄糖造成的。

例如，就像用手拿甜砂糖點心來吃，手指會變得黏黏的一樣，血液也會變得黏黏的。血液不能清澈流動，當然就會在全身作怪，這一點和黏稠的血液完全相同。

加上脆弱的血管萬事休矣

當血液的清澈度降低時，其血管本身的健康度也很重要。黏稠血液再加上血管因為動脈硬化而受損時，會變成什麼樣的情況呢？如果是腦血管，就萬事休矣，當然就會成為腦中風或痴呆的原因。

黏稠血液、脆弱血管的狀態

如果把血管比喻爲道路或車道，血液比喻爲車子……

血管是血液流通的道路或隧道，血液則可使車子保持安全駕駛、不發生任何事故。不論車子或道路都需要保持最佳狀態。

隧道內側也是破爛不堪

隧道內部的傷口和凹凸不平的道路同樣的嚴重，有可能會引起天花板崩落的重大事故。動脈硬化就是屬於這種狀況。

道路的鋪設路面鬆動

引起動脈硬化的脆弱血管，就好像道路的鋪設路面鬆動的道路一樣，凹凸不平，車子很難通行，血液也無法順暢流動。

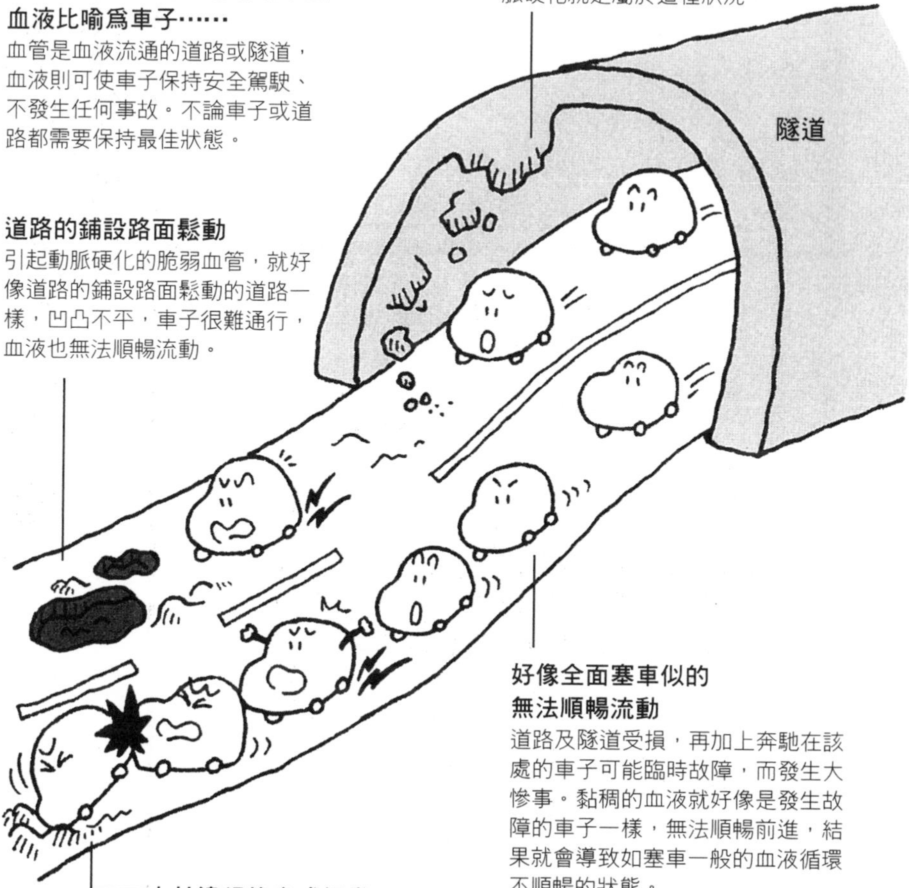

好像全面塞車似的無法順暢流動

道路及隧道受損，再加上奔馳在該處的車子可能臨時故障，而發生大慘事。黏稠的血液就好像是發生故障的車子一樣，無法順暢前進，結果就會導致如塞車一般的血液循環不順暢的狀態。

由於違規停車或經常塞車而發生事故……

在道路中途有違規停車的事情發生，或是遇到交通意外事故時，塞車的狀況會更爲惡化。黏稠的血液加上脆弱的血管的組合，就會經常出現違規停車或因爲交通意外事故而塞車的現象。

黏稠的血液、脆弱的血管是腦中風的原因

腦中風的形態種類很多

腦中風是腦血管破裂、阻塞，導致氧和營養無法送達，使得腦神經組織細胞遭到破壞的疾病的總稱。

以下列舉出幾種，在預後（復原狀態）方面，會引起身體麻痺、臥病在床，或成為痴呆的關鍵，因此是要極力預防的疾病。

●腦梗塞

腦梗塞是腦血管因為某種原因而阻塞，血液循環斷絕，

腦梗塞①—腦血栓
（粥狀瘤性血瘥症）

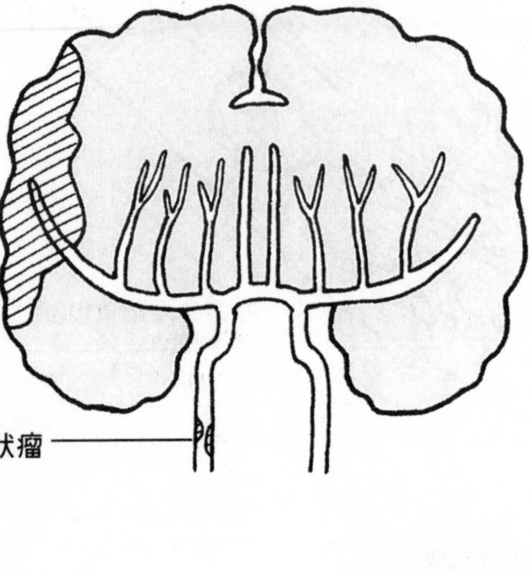

●發生過程

會出現在頸動脈、椎底動脈或腦動脈等比較粗大的血管。因爲動脈硬化，血管內側血液的通道變得狹窄，血液不順暢，再持續進行時，血流斷絕，就引起腦梗塞。

●危險因素

老化再加上高血壓、高血脂症、糖尿病等疾病，容易使得腦梗塞進行，其中高血壓是重大的引發關鍵。粥狀瘤是指沈積於血管壁、呈黏稠粥狀的膽固醇等。

導致部分腦神經組織細胞壞死的疾病。

依腦引起梗塞部位的不同，身體失去的機能或引發的障礙也有所不同，可能會在左右任何一邊出現半身不遂，或是語言障礙、視覺障礙等後遺症。

身體機能方面如果留下後遺症，情況相當嚴重，最糟糕的就是會成為臥病在床或痴呆的一大要因。腦神經組織細胞壞死的大損傷，會導致痴呆的進行。

腦梗塞如下圖所示，分為3種形態。在預防上，首先要把握3種形態的特徵。

腦梗塞②—腦栓塞（心原性腦栓塞症）

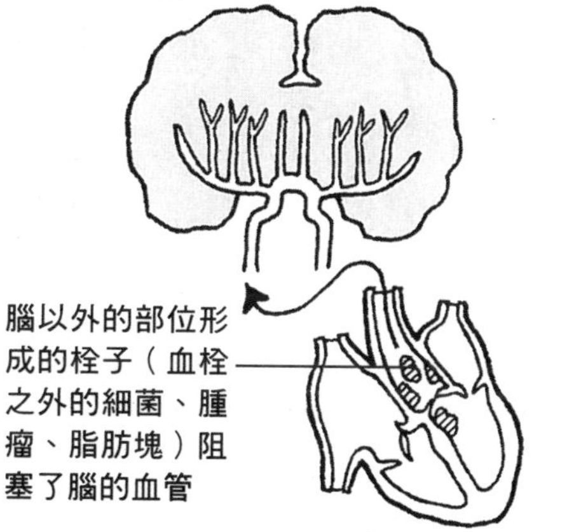
腦以外的部位形成的栓子（血栓之外的細菌、腫瘤、脂肪塊）阻塞了腦的血管

●發生過程

大多是心臟罹患的一些疾病，因爲這個原因，在心臟形成的血塊或血栓子隨著血液循環而流到腦，在腦血管造成阻塞而引起的，大多爲突然發症。

●危險因素

最大的危險因素是心臟病，罹患心臟瓣膜症或心律不整的人要注意。此外，高血壓或高血脂症等促進動脈硬化的要因也不好。

腦梗塞③—小型腦梗塞

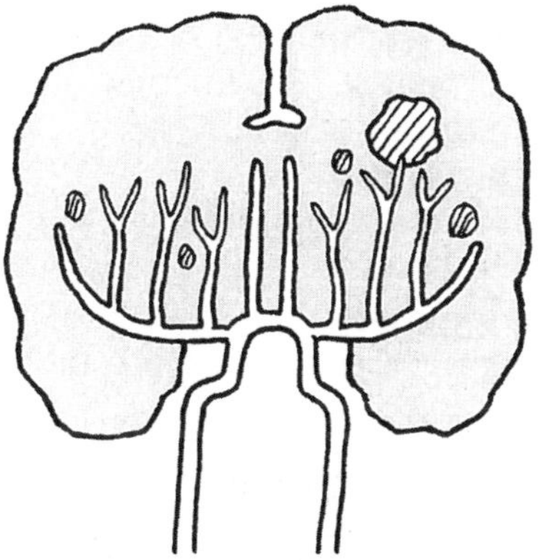

●發生過程

腦的細小血管發生阻塞，血液循環不良，引起小型腦梗塞。腦的深部也可能發生直徑 1.5cm 以下的小的梗塞，不僅只有 1 個，可能會形成好幾個。

●危險因素

因爲老化而血管脆弱時，或因爲血壓突然上升或下降，發生劇烈起伏時，會成爲引發的關鍵。所以急遽的溫差或過度的緊張、興奮等，都需要注意。

暫時性腦梗塞沒有症狀、悄然接近

腦梗塞症狀是暫時性的，或是慢慢進行、沒有症狀的腦梗塞。

●暫時性腦缺血發作（Transient Ischemia Attack, TIA）

可算是腦梗塞的前兆，這就是暫時性腦缺血發作。看起來好像發生腦梗塞，出現手腳發麻、眼睛模糊等症狀，可是這些症狀幾秒鐘或幾小時內就消失了。最長也會在24小時內就消失。

原因是由於血栓或栓子阻塞腦血管，腦血管暫時斷絕。當血栓或栓子被沖掉之後，血流再度進行，症狀就會消失。

暫時性腦缺血發作，可視為腦梗塞的前兆，下一次有可能會引起大發作，所以就算是暫時性的，也不能夠掉以輕心。

●無症狀腦梗塞

近年來由於CT和MRI等診斷技術進步，用這些診斷方法進行檢查，在症狀尚未出現時，就可以發現腦的小梗塞，這稱為無症狀性腦梗塞。

不可以因為沒有症狀而感到安心，最後還是有可能變成嚴重的梗塞或痴呆，所以早期發現很重要。

暫時性腦缺血發作的症狀

- ●在用餐時筷子突然掉下去，或是拿著的菸或筆突然掉下來。
- ●話說不清楚。
- ●無法把想法說清楚。
- ●左右任一邊的手腳或顏面出現麻痺和異常感。
- ●看東西時出現複視。
- ●單側眼睛看不清楚，一部分視野缺損。
- ●吞嚥食物困難，或突然噎住。

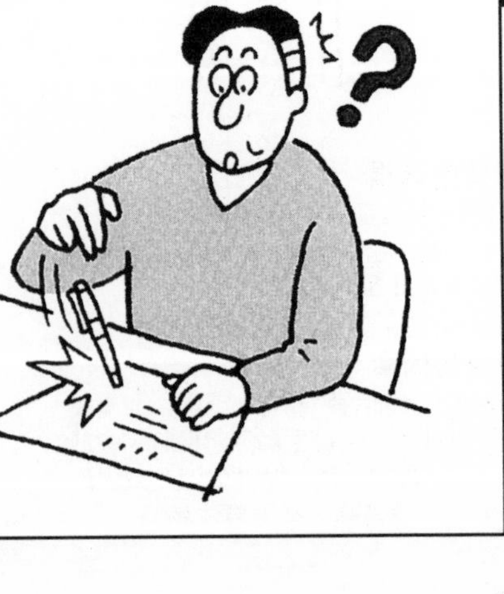

腦溢血雖然減少了，但仍是可怕的疾病

腦溢血雖然減少很多，但仍然是需要注意的腦血管障礙之一。

●腦溢血

腦是由軟膜、蜘蛛網膜、硬膜覆蓋，外側有顱骨。腦溢血是顱骨內出血，大部分是腦中所引起的腦內出血。血流斷絕，出血形成的血瘤壓迫腦，引起腦神經組織細胞壞死。

●蜘蛛網膜下出血

蜘蛛網膜和軟膜之間的血管破裂出血。在30幾歲的年輕時期容易發生，以女性較多見。特徵是會出現「激烈的頭痛」。

腦溢血及蜘蛛網膜下出血的發生方式

腦溢血是脆弱的血管加上高血壓造成的

腦溢血是由於老化或糖尿病等動脈硬化，使得血管脆弱，再加上高血壓，使得血管壁承受強大壓力而導致血管破裂出血。血流不足時，血管壁會出現營養不足的現象，變得脆弱，當高血壓給予血管太大的壓力時，膨脹的部分容易破裂。

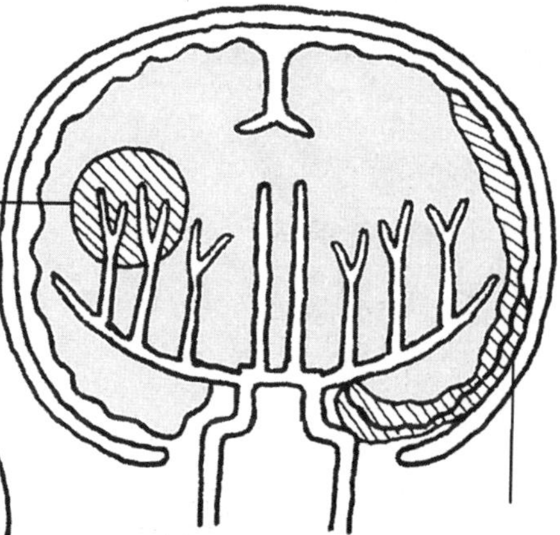

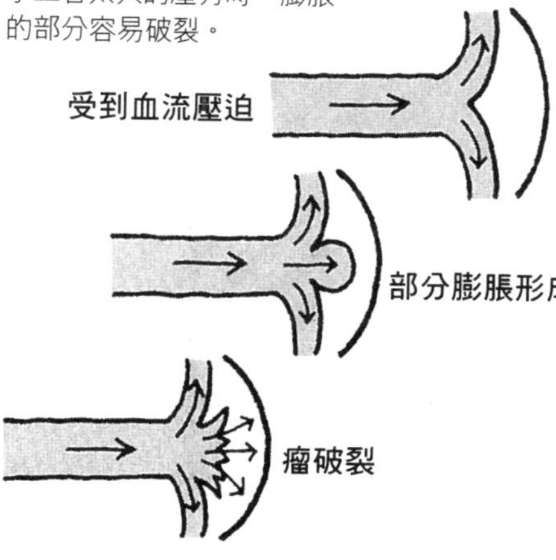

黏稠血液、脆弱血管會引起「隱藏性腦梗塞」

引起痴呆的「隱藏性腦梗塞」要早期發現

沒有出現症狀的腦梗塞稱為「無症狀腦梗塞」。如前所述，不能因為沒有出現症狀而感到安心。從預防痴呆的立場來看，無症狀腦梗塞與已經發作的腦梗塞沒什麼不同，都是危險的腦梗塞。

要預防痴呆或預防臥病在床，都必須早期發現無症狀腦梗塞，也就是「隱藏性腦梗塞」。

感覺「有點奇怪」就要立刻檢查

●高血壓性腦病變的檢查

- □ 突然頭痛
- □ 突然頭暈
- □ 突然眼前發黑
- □ 突然發冷、發汗、心跳加快
- □ 有時劇烈頭痛
- □ 突然胸悶

「高血壓性腦病變」是什麼？

由於血壓急速上升而引發的腦壓驟增。出現頭痛、噁心、嘔吐、視力障礙、意識障礙、痙攣等現象。

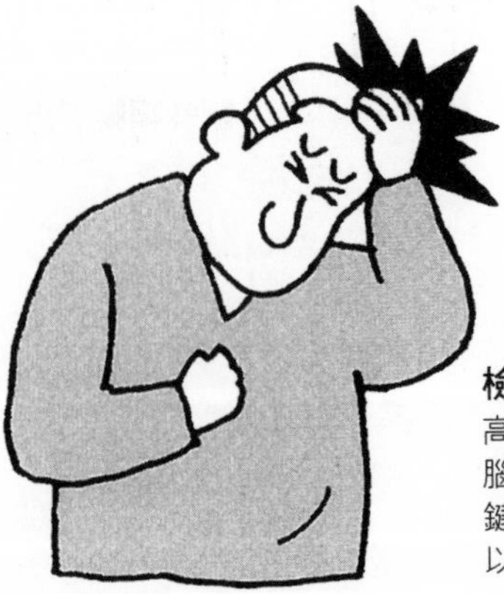

檢查結果如何？

高血壓會加速動脈硬化，同時也是腦梗塞、隱藏性腦梗塞的重大關鍵。以上的檢查項目倘若符合兩項以上，就必須注意控制血壓了。

「隱藏性腦梗塞」檢查

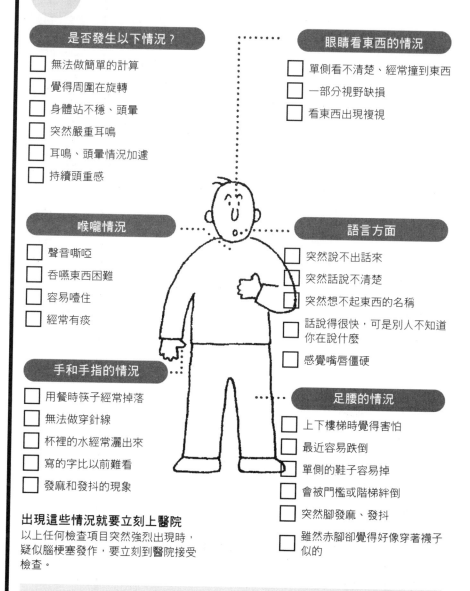

是否發生以下情況？

- □ 無法做簡單的計算
- □ 覺得周圍在旋轉
- □ 身體站不穩、頭暈
- □ 突然嚴重耳鳴
- □ 耳鳴、頭暈情況加遽
- □ 持續頭重感

眼睛看東西的情況

- □ 單側看不清楚、經常撞到東西
- □ 一部分視野缺損
- □ 看東西出現複視

喉嚨情況

- □ 聲音嘶啞
- □ 吞嚥東西困難
- □ 容易噎住
- □ 經常有痰

語言方面

- □ 突然說不出話來
- □ 突然話說不清楚
- □ 突然想不起東西的名稱
- □ 話說得很快，可是別人不知道你在說什麼
- □ 感覺嘴唇僵硬

手和手指的情況

- □ 用餐時筷子經常掉落
- □ 無法做穿針線
- □ 杯裡的水經常灑出來
- □ 寫的字比以前難看
- □ 發麻和發抖的現象

足腰的情況

- □ 上下樓梯時覺得害怕
- □ 最近容易跌倒
- □ 單側的鞋子容易掉
- □ 會被門檻或階梯絆倒
- □ 突然腳發麻、發抖
- □ 雖然赤腳卻覺得好像穿著襪子似的

出現這些情況就要立刻上醫院

以上任何檢查項目突然強烈出現時，疑似腦梗塞發作，要立刻到醫院接受檢查。

〈判定〉以上檢查項目中，各項目符合 2 項時，就可能是「隱藏性腦梗塞」。尤其有高血壓、糖尿病、高血脂症等慢性疾病的人，比健康人的危險度高，因此要多加注意。

黏稠血液、脆弱血管會在全身作怪

嚴重受損的是腦部

因為增加過多的膽固醇、脂肪或糖分，而變得黏稠的血液，一旦循環全身，會在各臟器引發問題。

血液如果不能清澈流動，而是流動停滯、黏稠，就會產生血栓。

此外，脆弱、凹凸不平、狹窄的血管，也會使得摻雜不純物、黏稠的血液無法清澈的流動。

如果這種情形發生在腦血

混濁的血液、受傷的血管在腦內作怪的情況

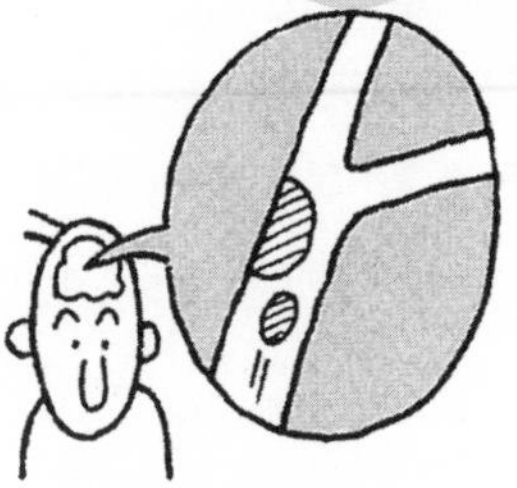

使腦血管阻塞

黏稠的血液形成血栓，腦血管形成動脈硬化，變成脆弱的血管，最後引起腦血管阻塞。

↓

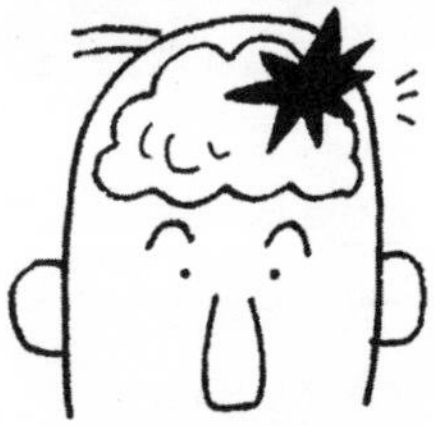

引起腦中風的原因

血栓使得血管阻塞，血管破裂引起出血，就會得腦中風。結果腦神經細胞死亡。

↓

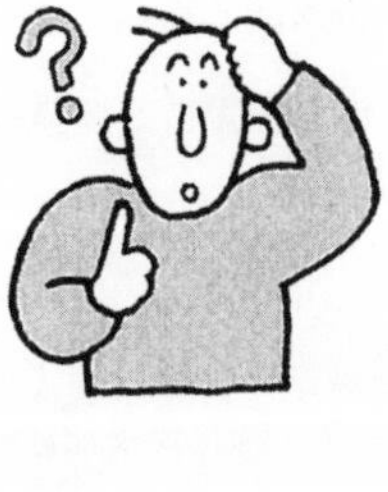

成爲痴呆的關鍵

即使沒有出現大型梗塞，但是因爲許多小的梗塞會使腦神經組織細胞死亡，結果就會加速痴呆的到來。

管，就會引起梗塞，使血流暫時斷絕，腦神經組織細胞死亡，結果就會引起痴呆。

即使沒有出現大發作，但是黏稠的血液、脆弱的血管對於腦的損傷非常的大。

受困的不僅是腦，心臟和肝臟也會受損

黏稠的血液、脆弱的血管不僅會使腦受傷，同時如下圖所示，全身都會受害。

為什麼呢？因為血液循環全身，而血管也存在於全身。也就是說，黏稠的血液、脆弱的血管是萬病之源。

黏稠血液 在腦以外的部位作怪

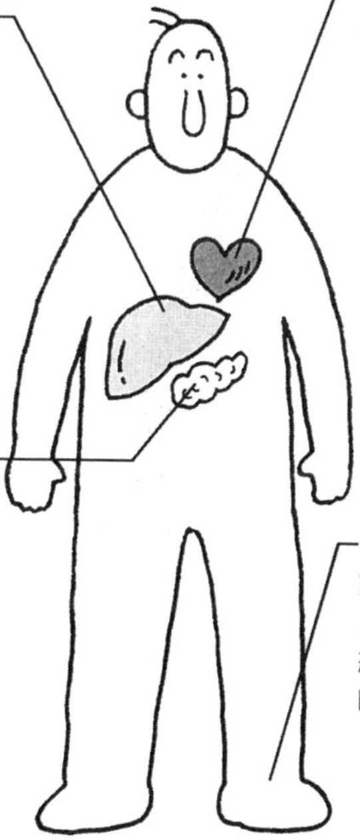
高血壓、狹心症、心肌梗塞
由於動脈硬化而造成脆弱的血管，原因在於高血壓，但是也有相反的情況。因爲有動脈硬化而助長了高血壓。此外，如果心臟的冠狀動脈出現動脈硬化，或是因爲黏稠的血液形成血栓，引起阻塞時，就會出現狹心症或心肌梗塞。
脂肪肝
三酸甘油脂較多的黏稠血液，使得脂肪積存在肝臟，使肝功能減退。
糖尿病
有糖尿病的人，血中的三酸甘油脂容易上升，動脈硬化也容易進行，血中脂質增加過多時，胰島素效果不彰，血糖值也很難下降。結果需要分泌大量的胰島素，胰臟會感到疲勞。
下肢的動脈硬化
動脈硬化出現時，血液循環不良，步行困難。如果血流完全斷絕，腳趾等末梢會出現壞疽，有時必須把腳切掉。

為什麼會形成黏稠血液、脆弱血管呢？

血液與血管受損的原因有4個

我們的身體並非一開始血液就黏稠、血管就脆弱。如下圖所示，血液最初就好像嶄新的新車一樣，血管則是剛鋪設好的道路。

經過幾年之後，慢慢的受損，血液變得黏稠，而血管則變得脆弱，原因包括①老化，②飲食不規律，③生活習慣，④疾病。

有如嶄新的新車一般的血液，以及新鋪設的道路（血管），慢慢的受損。

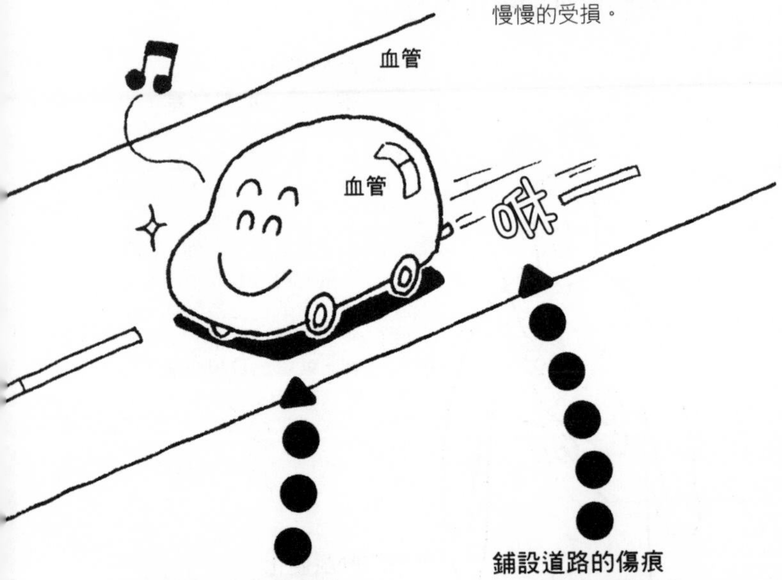

鋪設道路的傷痕

①自由基造成老化

血管引起動脈硬化，是因為因自由基而變性的膽固醇沈積於血管壁造成的。血管內腔（血液的通道）因為沈積物而變得狹窄，血液無法順暢的流通。

補給的汽油品質不佳

②飲食生活的混亂

脂肪、膽固醇或糖分攝取過多，血液變得黏稠，就好像要補給車子的汽油的品質很重要一樣，需要清澈的血液，當然就要重新評估飲食生活的重要性。

1 任何人都會老化，但是程度卻有很大的不同

隨著年齡的增長，任何人都會發生老化的現象，但是老化的程度能夠遏止到何種程度，卻有很大的個人差異。

近年認為老化受到「自由基」的影響很大。

自由基是藉由呼吸攝取到體內的氧的一部分變性而來的，具有強大的氧化力，會損傷細胞或基因。因此會促進動脈硬化，加速身體的老化。

自由基會因為排放的廢氣、煙霧、農藥等化學物質或紫外線，以及焦躁的壓力而增加。

平常的照顧不佳
③不好的生活習慣

車輛必須進行車檢，道路也要做安全檢查，所以平常的照顧是保持清澈血液以及強韌血管的條件。抽菸、喝酒或是不規律的生活、壓力過多等不良的生活習慣一定要加以改善。

故障或失調放任不管
④慢性疾病放任不管及怠忽定期檢診

黏稠的血液、脆弱的血管會引起疾病，而疾病也有可能加速黏稠度或脆弱度。高血壓、高血脂症、糖尿病都會促進血液的黏稠、血管的脆弱，所以慢性疾病的管理和定期檢診是必要而不可或缺的。

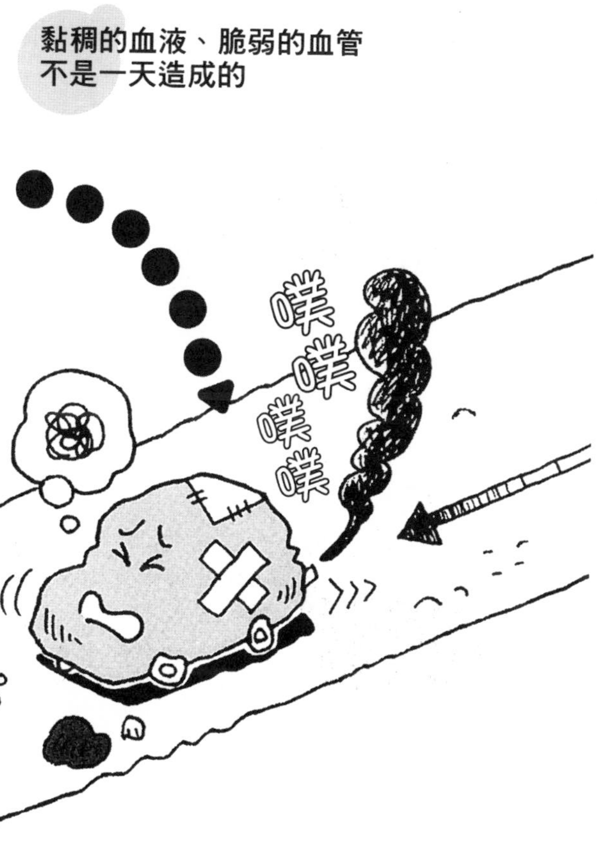
黏稠的血液、脆弱的血管
不是一天造成的
噗
噗
噗
噗

2 偏食、不規律的飲食生活等於毒

造成血液黏稠的血中膽固醇或糖分（葡萄糖），受到飲食的極大影響（參照下圖）。

此外，食物的攝取方式及用餐的時間也是不容忽視的重要因素。例如，忙著工作而不吃東西或吃得太快，或是喝酒之後吃點拉麵或消夜。

中高年齡層很多人會有高血壓、高膽固醇、高血糖、高尿酸等各種導致黏稠血液、脆弱血管的要因。一定要在每天的飲食上多下點工夫，降低危險度才行。

最糟糕的飲食生活4大惡習

糖分過多的飲食

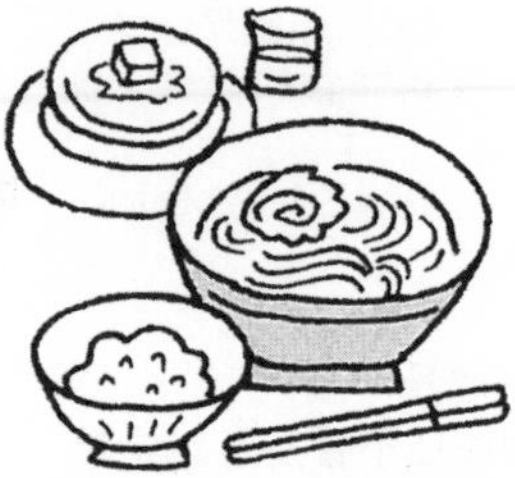

甜點或碳水化合物吃太多會發胖，同時也會使血糖值或三酸甘油脂上升，形成黏稠血液。

鹽分過多的飲食

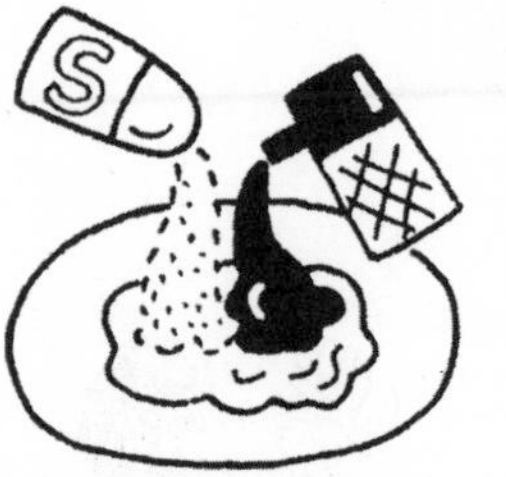

鈉攝取過多是高血壓的最大原因，同時也會促進動脈硬化，導致血管變得脆弱。

吃得太多・喝得太多

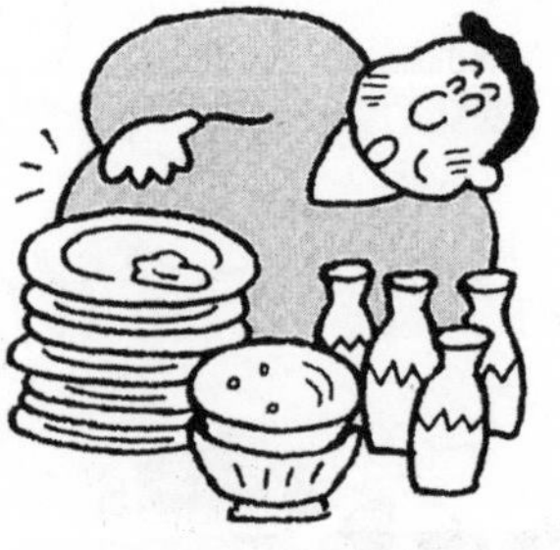

助長肥胖，同時成爲高血糖、高膽固醇、高三酸甘油脂、高尿酸的要因，也是黏稠血液及脆弱血管等的根源。

脂肪過多的飲食

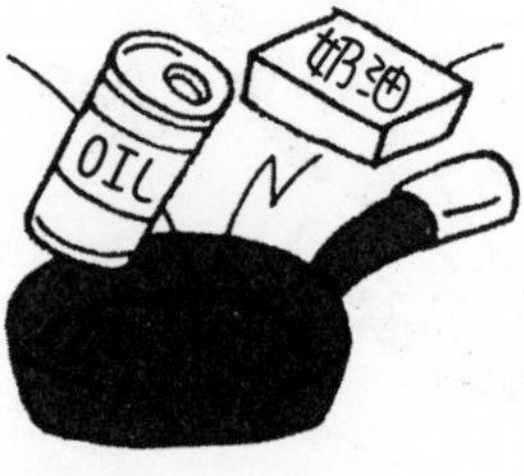

膽固醇或三酸甘油脂上升，會成爲肥胖的要因，促進動脈硬化，結果就會引起高血壓。

3 不好的生活習慣是負面因素

黏稠的血液以及脆弱的血管會因為生活習慣而形成。

喝酒、抽菸、運動不足等，平常認為不可以做或最好不要做的事，事實上都是負面因素。

以前有成人病之稱的各種疾病，現在稱為生活習慣病，就是因為平常的生活習慣會對人體造成極大的影響。

在服用藥物之後，當然不可能擁有清澈的血液或嶄新的血管，所以要重新評估生活習慣，減少負面因素。

「不可以做」的生活習慣有哪些？

抽菸

增加體內的自由基，促進動脈硬化。菸的尼古丁會導致血壓和心跳次數增加，對心臟造成負擔。此外，血糖值也不容易下降，造成不良的影響。

喝酒

偶爾爲了消除壓力而適度飲酒無妨，但如果喝得太多，會成爲血壓和三酸甘油脂上升的要因。喝酒之後若有吃消夜的習慣，會導致肥胖，是要不得的行爲。

睡眠不足

對血壓的影響很大。睡眠中血壓應該下降，但如果持續睡眠不足，會維持血壓較高的狀態，同時加速動脈硬化。

壓力

血壓、血糖值、膽固醇值全都會因爲壓力而造成不良的影響。尤其對於血壓的影響很大，血壓會起伏很大。壓力會使得抽菸、喝酒量增加，造成不良影響。

不規律的生活

會引起壓力或過度疲勞，對於用餐時間也會造成影響，對於血壓、血糖值、膽固醇值等，都會造成不良影響。

過度疲勞

生理的疲勞或精神的疲勞都會形成壓力，使得血壓、血糖值、膽固醇值等上升。持續過度疲勞的狀態，也容易引起腦中風或心肌梗塞等的發作。

4 疾病會加速黏稠血液、脆弱血管的出現

黏稠血液、脆弱血管會成為疾病的關鍵，而另一方面，因為疾病種類及身體狀況，也容易加速黏稠血液和脆弱血管的出現。

因此有左表列出的慢性疾病或檢查值異常的人，要比健康人更注意管理健康。

與慢性疾病長期相處，有時會忽略了控制。

不可以忘記的就是，如果不能控制慢性疾病，就會加速黏稠血液或脆弱血管的出現，也會提高引起腦中風、心肌梗塞或痴呆等重大疾病的危險度。

自己的慢性疾病到底會對血管作怪到何種地步，一定要好好把握，以謀求預防對策。

疾病・要因	**高血糖・糖尿病** 血糖值①隨時在２００mg／dl以上，②早上空腹時血糖值１２６mg／dl以上，③葡萄糖耐量試驗２小時值２００mg／dl以上，不管哪一項都可以診斷爲罹患糖尿病。 空腹時血糖值未滿１１０mg／dl，且葡萄糖耐量試驗２小時值未滿１４０mg／dl者爲正常。
作怪的情況	●增加過多的葡萄糖，會使膽固醇氧化，使動脈硬化進行。 ●容易形成高膽固醇或高三酸甘油脂。 ●血液容易黏稠、凝固。 ●糖會導致末梢神經障礙。
血液・血管的情況	●葡萄糖過多、膽固醇過多，會引起黏稠血液，容易形成血栓。 ●動脈硬化進行，會助長脆弱血管的出現。 ●比起沒有得糖尿病的人而言，動脈硬化的進行較快，因此得腦中風、狹心症、心肌梗塞的危險度也會提高。

高血壓 高爲140以上、低爲90以上的人是高血壓，高爲130～139、低爲85～89的人是正常偏高血壓，必須要注意。	●血管壁經常承受較大的壓力，會促進動脈硬化。 ●動脈硬化進行時，如果沒有較強的壓力，血液無法循環，血壓就會增高。	●因爲促進動脈硬化，所以血管壁變厚變硬，失去柔軟性。血管內腔也就變得狹窄，成爲血管脆弱的第一個原因。
高膽固醇・高三酸甘油脂 血中的總膽固醇、LDL膽固醇、三酸甘油脂任何一種超過正常值的狀態。	●血管由於膽固醇沈積而引起動脈硬化。 ●三酸甘油脂增加過多，使得好的HDL膽固醇減少，會促進動脈硬化。	●血液容易變得黏稠。 ●容易形成血栓。 ●動脈硬化進行，容易形成脆弱血管。
高尿酸血症 血液中的尿酸值，男性爲7mg／dl以上，女爲6mg／dl以上，就必須注意痛風發病的問題。	●血液中尿酸增加過多，尿酸會促進血管的動脈硬化。 ●尿酸增加過多時，會成爲腎臟障礙的原因，因此使血壓上升。	●血管的動脈硬化進行時，會形成脆弱血管。 ●血液中多餘的尿酸增加，會成爲黏稠血液的原因。
肥胖 利用BMI指數的計算法，即身高（米）的平方乘以22，此數值的±10％爲標準體重。	●太胖會對心臟造成負擔，引起高血壓或動脈硬化。肥胖的人大多是膽固醇或血糖值較高的人，是負面要因。	●肥胖之外，再加上高血壓、高血糖、高膽固醇，會造成黏稠的血液，同時也會引起血管脆弱。

黏稠血液、脆弱血管會引起「痴呆」

「令人擔心的痴呆有2種形態」

隨著年齡的增長，不管是誰都會擔心「自己是不是會得痴呆症」。而痴呆到底到達何種地步才算是痴呆呢？這點也令人擔心。

一般而言，痴呆大致可分為以下2種形態。

●老人痴呆症（阿茲海默症）

在痴呆當中治癒的可能性較小、較嚴重的痴呆。

腦神經組織細胞遭到破壞，腦本身萎縮。雖然不是突

老人痴呆症的痴呆情形

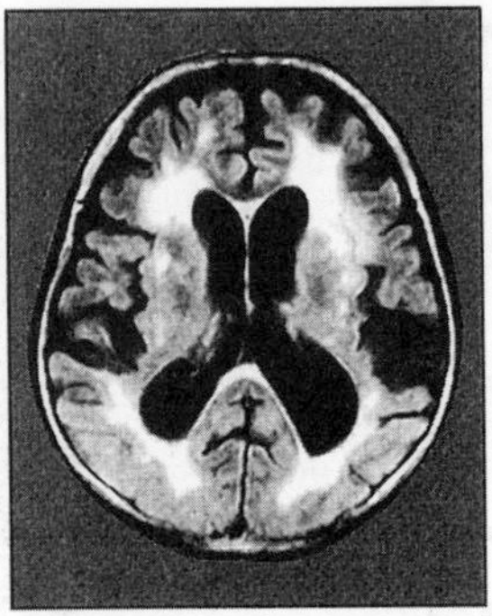

老人痴呆症（阿茲海默症）的人的核磁共振掃描檢查圖片。整體來說，大腦，尤其是額葉會萎縮、變小。

原因？

包括鋁原因說等各有不同，不過詳細原因不明。已知一部分和遺傳要素有關。

經過？

最初既定的部分腦神經組織細胞壞死，後來整個腦開始變小、萎縮，進行得比較緩慢，但是會確實惡化。

復原情況？

腦的機能脆弱，變得像馬賽克一樣，會出現整個痴呆症狀。記得的事情和記不得的事情沒有什麼差別。自己也不知道自己得了痴呆。最後出現人格分裂的現象。

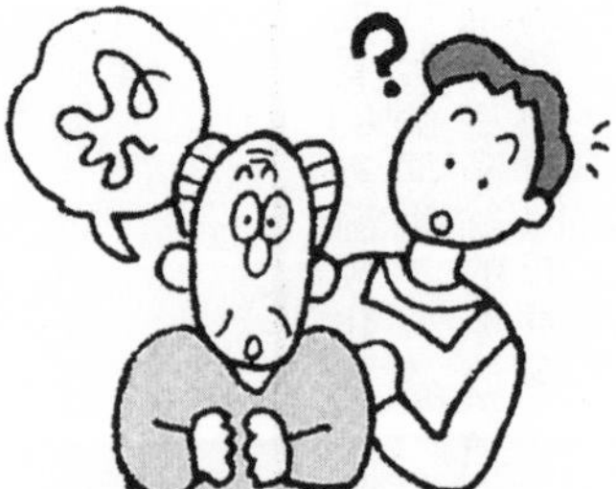

老人痴呆症是慢慢進行的痴呆，初期周圍的人也很難察覺。

然出現，但是腦會慢慢的萎縮。

目前詳細的原因不明，關於治療法方面，還在開發新藥，尚需耐心期待。

●腦血管性痴呆症

與阿茲海默症相比，是有改善餘地的痴呆。

由於腦溢血或腦梗塞等，血管受到損傷時，血流斷絕了部分的腦神經組織細胞，因其壞死而引起的痴呆。

因為是血管障礙或血流障礙而造成這種痴呆，所以加以改善後，可以復原到某種程度。所以首先只要預防腦血管障礙，就能夠預防痴呆。

腦血管性痴呆症的痴呆情形

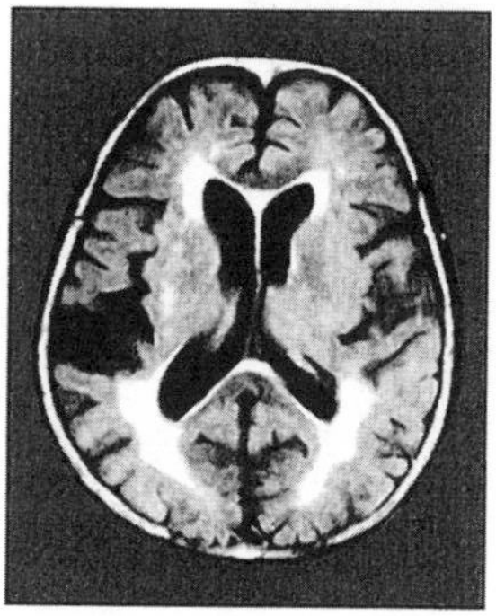

腦血管性痴呆症的人的核磁共振掃描檢查圖片。腦的一部分變白，表示該處的神經組織細胞壞死。

原因

腦溢血、腦梗塞的腦中風或高血壓導致的血管障礙，使得血流斷絕部分的腦神經組織細胞壞死而引起的。

經過

突然開始痴呆。有時會出現痴呆現象，有時不會，會出現混淆狀態。此外，會突然哭泣、生氣，出現情緒失控的現象。不過還是能保持人格。

復原情況

必須治療造成痴呆原因的高血壓或高血脂症等疾病，改善腦的代謝，利用藥物延遲痴呆的進行，就能改善到某種程度。當然，如果早期發現，就可以謀求預防對策，使其復原。

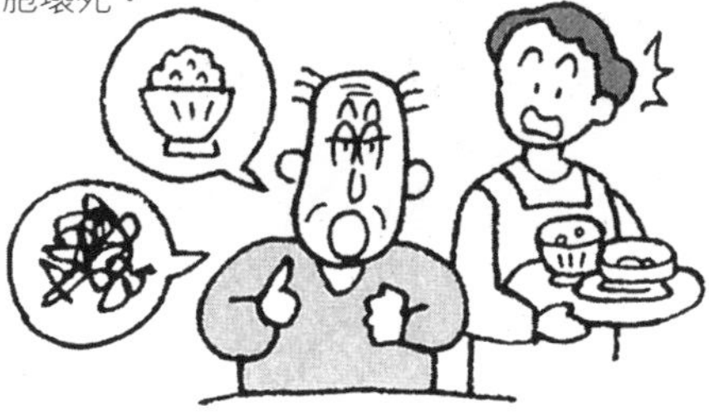

腦血管性痴呆症的痴呆可能會突然發生，因此令周圍的人感到很驚訝。此外，會出現痴呆的情況和不會出現痴呆的部分，有很大的差距。例如，會算錢，但是卻不記得自己是否吃過飯了。

首先要檢查是痴呆還是老化

一旦到了令人擔心的痴呆的年齡時，稍微健忘或做錯一些事情，就會擔心「是不是痴呆呢？」

●腦細胞一天會死掉10萬個

痴呆的開始分為突然發生或慢慢進行，而且有時會出現痴呆現象，有時不會，周圍的人都不知該如何是好。此外，自己得痴呆症時，通常無法自覺到這一點。左邊的圖表是說明察覺到痴呆時的言行，想想看：「有沒有你覺得符合的項目呢？」

令人擔心的健忘與不必擔心的健忘的分辨法

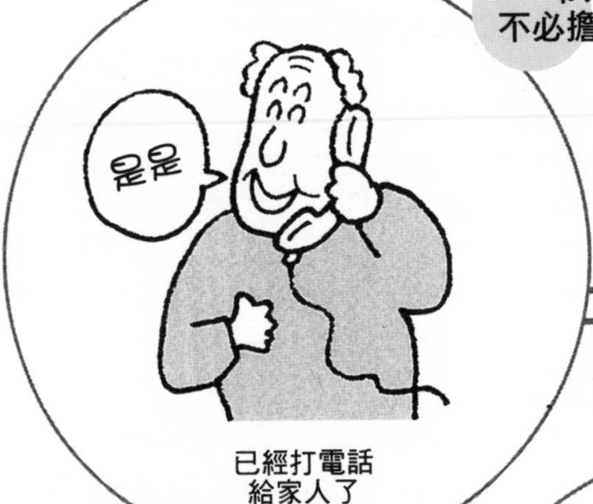
是是
已經打電話
給家人了

沒問題

忘記把事情告訴本人！

擔心

忘記自己已經打過電話了！
如果想不起已經打過電話了，那就要懷疑可能是痴呆。

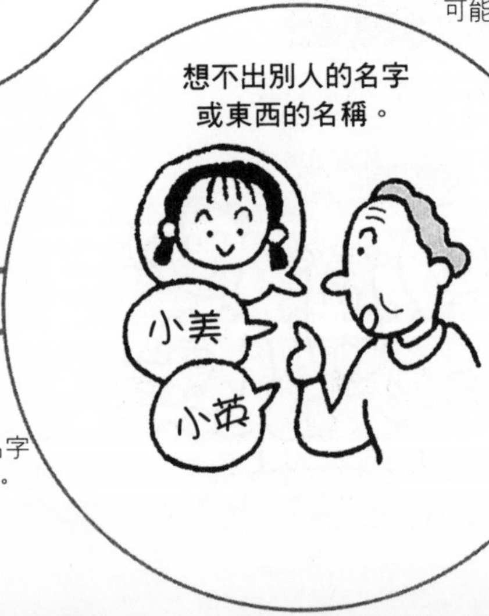
想不出別人的名字
或東西的名稱。
小美
小英

沒問題

沒有辦法立刻想起朋友的名字

擔心

連家人或小孩的名字都忘記或弄錯了。
如果連一起過著親密生活的人的名字都想不起來，就令人有點擔心了。

腦神經組織細胞健康的人，一天也會死掉10萬個，所以到底是單純的「老化」，還是令人擔心的「痴呆」，請看下圖來檢查一下徵兆吧。

家人察覺到的痴呆與變化及其發展頻率（%）

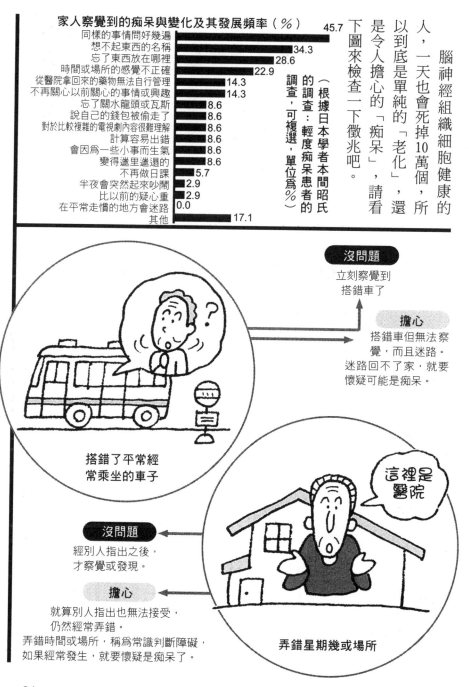

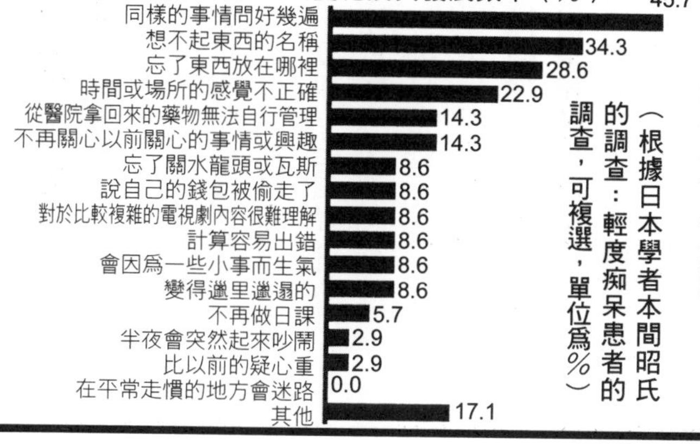

（根據日本學者本間昭氏的調查：輕度痴呆患者的調查，可複選，單位為%）

搭錯了平常經常乘坐的車子

沒問題

立刻察覺到搭錯車了

擔心

搭錯車但無法察覺，而且迷路。

迷路回不了家，就要懷疑可能是痴呆。

弄錯星期幾或場所

沒問題

經別人指出之後，才察覺或發現。

擔心

就算別人指出也無法接受，仍然經常弄錯。

弄錯時間或場所，稱為常識判斷障礙，如果經常發生，就要懷疑是痴呆了。

防止痴呆，可以治好的痴呆

很多人認為「痴呆」是世界末日到來而憂鬱頽喪，但是不接受檢查就抱持放棄的心態，認為「已經治不好了」，那才危險。

痴呆是腦疾病的症狀之一。下一章中有些可以經由治療減輕症狀或復原。

●出現痴呆症狀的疾病

痴呆基本上是腦出了毛病而引起的疾病，因此要知道是什麼原因使得腦細胞受損，而出現痴呆症狀。

出現痴呆症狀的原因疾病，包括腦中風的後遺症、腦炎、頭部外傷、慢性硬膜下血

不要輕言放棄・以下的痴呆可以治好

原因疾病	治療法
腦血管性痴呆症	治療出血或梗塞，使用促進腦的血液循環的藥物，或投與使腦的代謝活化的藥物。同時也可以進行復健，改善身體的麻痺症狀。
慢性硬膜下血瘤	由於頭部的撞傷等外傷而形成血瘤壓迫腦，引起痴呆，要動手術進行去除血瘤的治療。血瘤消失，痴呆症狀就會消失。
失用性痴呆	因受傷、骨折、疾病等而導致臥病在床，無法活動身體，使得身體機能減退，引起痴呆。經由復健改善身體機能，就能改善痴呆症。
其他 **正壓性水腦症** **內分泌障礙等**	對原因疾病包括心臟病等或低營養、貧血等加以治療。只要改善疾病，待疾病治癒，就能改善痴呆症狀。

瘤或正壓性水腦症、腦腫瘤、憂鬱狀態、臥病在床所造成的失用性痴呆等。

●腦血管性的痴呆可以預防及治療

如前所述，腦血管性痴呆症與老人痴呆症（阿茲海默症）不同，只要治療其發生原因的腦血管障礙，就能夠改善或復原。

也就是說，發生痴呆症狀，要接受專科醫師的檢查，進行適當的治療，這點很重要。此外，為了避免痴呆，要保持血液清澈，擁有強壯的血管。

容易得痴呆的性格及生活形態

痴呆是生活習慣病，這麼說也許你很難相信，但是只要想想引起痴呆的要因，相信各位就能了解了。

痴呆是以腦的血管障礙或遺傳的因素為基礎，不僅如此，和性格及生活形態也有密切的關係。

除了工作以外沒有其他的興趣，退休之後躲在家裡的人，不聽他人意見的人，情緒低落、憂鬱，凡事維持同一形態的性格或生活，凡此種種，會使抑制腦內物質「血清素」迴路的海馬部分萎縮。海馬是與痴呆有密切關係的腦的部位。

檢查左表，如果有符合的項目就要改善。

以下的性格及生活是不對的

①沒有興趣或生存意義
②不懂得幽默或說笑話
③很少出門或不喜歡出門
④很少與人交談，沈默寡言
⑤不喜歡打扮
⑥對食物不感興趣
⑦很少和朋友交際應酬
⑧對外界消息或話題不關心
⑨對於慢性疾病無法管理、控制
⑩對異性不感興趣

自我診斷「你的血液・血管狀態如何？」

檢查表① 血管的強韌度檢查

符合項目畫○

①血壓較高，或是有高血壓的症狀	□
②血糖值很高，或是有糖尿病	□
③膽固醇或三酸甘油脂較高，或是有高血脂症	□
④肥胖，而且經常減肥失敗	□
⑤抽菸	□
⑥一週喝酒4次以上	□
⑦吃得快且大吃大喝	□
⑧外食或經常吃便利商店的便當，而且也吃消夜	□
⑨喝完酒之後很喜歡吃拉麵，而且一定會吃飯	□

⑩不喜歡吃烤魚，而喜歡吃烤肉 □

⑪喜歡使用升降梯、電梯，自認運動不足 □

⑫喜歡泡熱水澡，而且洗得很快 □

⑬一週有3天以上睡眠不足，早上起來時覺得很難過 □

⑭不喜歡走路，或是很少走路 □

⑮雖然疲倦也不休息，休假日還去上班 □

○為0個	**充滿健康活力！血管強韌** 如果不符合任何一項，表示你很年輕，充滿健康活力，具有強韌的血管。為了不輸給年齡，今後還要持續這樣的飲食生活及生活習慣。
○為1～4個	**注意！是疲累的血管** 血管有點疲勞，再這樣下去可能會變成脆弱的血管。尤其如果是①～④畫○的人，要好好控制該項目。
○為5～7個	**有受傷！是受傷的血管** 令人擔心。再這樣下去，明天就可能變成脆弱的血管。為了避免動脈硬化，每個項目都要改善。
○為8個以上	**警告！成為脆弱血管** 隨時都可能造成腦中風或心肌梗塞的發作。再這樣下去，血管會更為脆弱，要趕緊評估飲食與生活，到醫院接受檢查。

檢查表②
血液的清澈‧黏稠度檢查

A	B
雙親當中有任何一人肥胖嗎？ a：兩個人都不胖 b：有一人肥胖 c：父母都胖	搭車時會不會用跑的趕搭車子？ a：很少 b：經常如此
家人中有很多高血壓的人嗎？ a：很少 b：不多不少 c：很多	用餐時選擇店的重點為何？ a：即使大排長龍，也要吃好吃的食物 b：不需要排隊的店都願意進去
家人或親戚中有罹患糖尿病的人嗎？ a：沒有 b：有	對他人的動作或行動會覺得焦慮嗎？ a：不會 b：還好 c：經常會
家人或親戚中有罹患腦中風或心肌梗塞的人嗎？ a：沒有 b：有	電子郵件和大哥大，較常使用哪一種？ a：電子郵件 b：大哥大
合計　　　點	合計　　　點

以a＝0點、b＝1點、c＝3點、d＝5點來計算

D	C
自己的體重和體脂肪屬於下列哪一種？ a：瘦到標準 b：有點胖 c：很胖！	如果要消除壓力，會選擇哪一種方法？ a：運動 b：唱卡拉 OK c：喝酒 d：吃點心或蛋糕
是否能好好掌握自己的血壓、血糖值、膽固醇值？ a：知道最新的數值 b：不知道 c：不想去檢查，也沒有檢查過	週末的打發方式爲何？ a：一定會安排一些遊樂活動 b：做家事 c：沒有特別的決定 d：躺在家裡睡懶覺
關於抽菸，屬於下列哪種情況？ a：不抽菸 b：曾經抽菸，但是現在戒菸了 c：努力減少抽菸的根數 d：現在還是大量抽菸	有沒有想要對他人訴說的興趣或感興趣的事？ a：有 b：沒有
喝酒的方式爲何？ a：僅止於交際應酬，不會喝太多酒 b：完全不喝酒 c：因爲喜歡喝酒而經常喝酒 d：喝到醉了爲止，甚至還想再喝	平常泡澡的方式爲何？ a：悠閒的花時間泡溫水澡 b：按照普通的方式 c：喜歡用熱水趕緊洗完就算了
合計　　　點	合計　　　點

A 的合計點數　　點

B 的合計點數　　點

C 的合計點數　　點

D 的合計點數　　點

E 的合計點數　　點

↓

總點數　　點

以上問題當中，A 是遺傳的因素，B 與高血壓相關，C 及 D 與膽固醇相關，E 與血糖值相關。點數較高者，為需要改善的重點。

0～15 點
I 型

16～25 點
II 型

26～40 點
III 型

41 點以上
IV 型

解說與判定

E

喜歡何種食物？

a：喜歡日本料理
b：喜歡中式或西式油膩的菜
c：都可以，不過喜歡較重的口味

用餐的時間如何？

a：在決定好的時間用餐
b：會有一些差距
c：不規律，能吃東西的時候就吃

會吃八分飽嗎？

a：會的
b：如果是喜歡的食物，會吃得比較多
c：如果不吃得飽飽的，就覺得很不舒服

喜歡一些對於健康很好的食品嗎？

a：經常吃
b：會嘗試，但是立刻就厭倦了
c：不感興趣
d：只吃這類食品

合計　　點

判定結果

III 令人不安的黏稠血液潛在型

血液很黏，而且是容易形成血栓的狀態。因爲血液黏稠，所以不能夠掉以輕心。尤其血壓較高的人，有可能加速動脈硬化。檢查表①的血管強韌度不好的人，更需要注意飲食和生活習慣。有高血壓、糖尿病或高血脂症等慢性疾病的人，要和醫師商量，改善血管、血液的狀態。

I 血液清澈型

如果是 40 歲以上的人，表示相當的優秀。維持現在清澈的血液，持續這種飲食和生活習慣吧。如果有高血壓等慢性疾病，那麼按照這種情況來控制就可以安心了。應該定期接受檢查，把握自己的健康狀態，同時要努力早期發現異常，努力維持強韌的血管。

IV 黏稠血液及脆弱血管潛在型

問題很嚴重，事實上血液已經變得黏稠了。如果膽固醇較高，黏稠度也較高，如果血糖值較高，則黏稠度較高。血液太黏，所以會加速血管動脈硬化的進行，會變成脆弱的血管以及沈積物較多的血管。血液和血管的損傷都很嚴重，所以有可能出現腦中風或痴呆，要趕緊和醫師商量，控制病情。

II 令人擔心的黏稠血液型

有一些不安的材質，血液已經有點開始黏稠了。但是現階段還不算是黏稠的血液，如果持續這種狀態，血液就有可能變得黏稠，甚至有可能惡化。A 當中，點數較高的項目要進行重點改善。此外，血管也有可能變得脆弱，所以要注意血液和血管。

搭乘飛機時要注意的「經濟艙症候群」的預防重點

本來快樂的海外旅行，卻在下飛機時猝死，這種駭人聽聞的消息已經成為話題。

原因是「經濟艙症候群」，正式名稱是「深部靜脈血栓症」。下肢靜脈形成血栓，隨著血液循環阻塞腦、心臟或肺等的血管，而引起腦中風、心肌梗塞或肺梗塞。

血栓的形成是因為在機艙裡幾乎都不動，而且攝取的水分不足、喝酒等都是原因。保持同樣的姿勢，下半身血液循環不良，而且水分不足，血液黏稠，容易形成血栓。所以下飛機活動身體時，隨著血液循環，血栓會流到血管，阻塞血管。

要注意左圖幾個項目，加以預防。

經濟艙症候群的預防方法

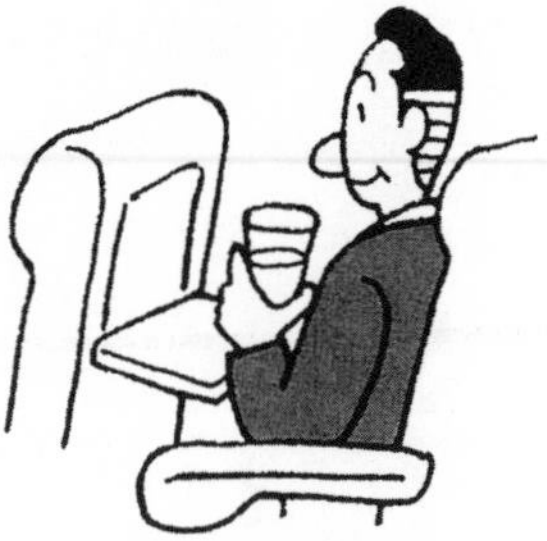

①在機內比較乾燥。雖然一直上廁所很麻煩，但還是要攝取大量水分。

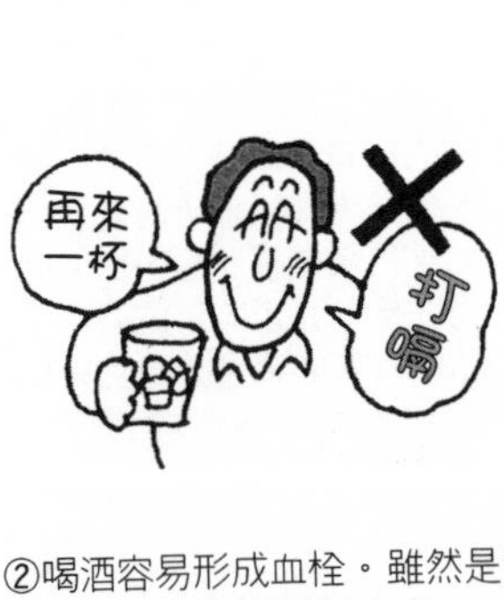

②喝酒容易形成血栓。雖然是免費的，但不要喝得太多。

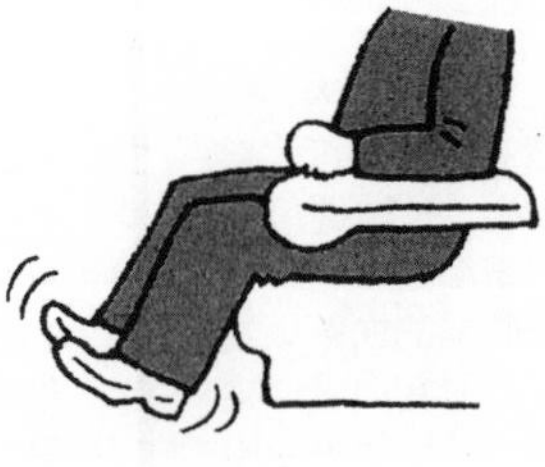

③要動動腳踝關節，或用腳尖站立，按摩下半身。在機艙內走走，不要長時間維持同樣的姿勢。

第2章

讓腦血管恢復年輕的50種方法

食品篇

1 大豆

降低膽固醇、三酸甘油脂，防止動脈硬化

大豆是國人熟悉的食品。醬油、味噌、納豆、豆腐等原料一定需要大豆才能製造出來。

大豆具有降低膽固醇、促進血栓溶解等作用。

大豆的何種成份有效？

大豆的成份中能夠使血液清澈者包括以下三種成份：

①卵磷脂（膽鹼）。
②皂角苷。
③異黃酮。

藉由何種作用可以降低膽固醇？

①卵磷脂可以防止膽固醇沈積在血管

大豆中所含的卵磷脂成份也稱為磷脂質。磷脂質是能夠讓血清和油脂溶合的物質。為了讓血清溶於膽固醇當中，磷脂質可以成為乳化劑，將油脂變成小分子，讓油脂與水混合。例如，洗劑溶於水中，容易去除衣服的油垢，將衣服洗乾淨。

也就是說，如果血液中有足夠的磷脂質（卵磷脂），使得血液和膽固醇充分混合，就可以運送到肝臟加以處理。結果血液中多餘的膽固醇不會附著於血管壁，就能夠防止動脈硬化。

此外，卵磷脂具有將已經沈積於血管壁的膽固醇加以去除的作用，這個作用也可以預防動脈硬化。

另外，還可以提高肝功能，使運送到肝臟的膽固醇不會積存下來，可以預防脂肪肝。

大豆的食物纖維可以降低膽固醇

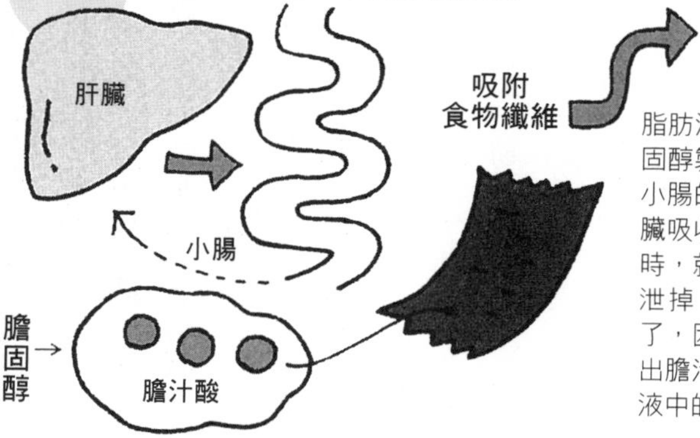
和糞便一起排泄掉

脂肪消化所需要的膽汁酸是由膽固醇製造出來的。由肝臟分泌到小腸的膽汁酸，使用之後會被肝臟吸收再利用，但是有食物纖維時，就可以吸附膽汁酸，將其排泄掉。因爲再利用的部分減少了，因此就必須使用膽固醇製造出膽汁酸來，結果就能夠減少血液中的膽固醇。

在膽固醇值升高之前先吃大豆

高血脂症、高三酸甘油脂血症的程度

（單位 mg/dl）

清澈的血液 ↑ 黏稠的血液

	總膽固醇值	LDL 膽固醇值	三酸甘油脂	HDL 膽固醇值
輕度	220～259	140～179	150～299	39～35
中度	260～299	180～219	300～749	34～30
高度	300 以上	220 以上	750 以上	29 以下

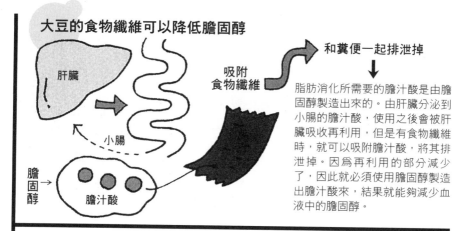

②皂角苷能降低三酸甘油脂，也可以消除肥胖

皂角苷是脂肪和糖混合的成份，和卵磷脂同樣具有讓血清和油脂混合的乳化作用。

藉著這個乳化作用，能夠將血液中多餘的膽固醇運送到肝臟，或是幫助食物纖維吸附膽汁酸，如此一來就能降低膽固醇，預防動脈硬化。

此外，皂角苷也具有防止亞油酸等多元不飽和脂肪酸氧化的作用。藉此保護身體免於過氧化脂質的侵襲，同時預防及改善動脈硬化。

皂角苷能夠讓脂肪燃燒，所以能降低三酸甘油脂，有助於消除肥胖。

③異黃酮具有類似女性荷爾蒙的作用，能夠防止動脈硬化

一般來說，女性與男性相比，較不易罹患由動脈硬化造成的腦中風或心肌梗塞等疾病。因為女性荷爾蒙具有抑制動脈硬化的作用。所以女性荷爾蒙分泌減退的更年期，罹患這種疾病的危險度和男性同樣的會提高。

異黃酮是大豆中所含的成份之一，具有類似女性荷爾蒙的作用。

這種類似女性荷爾蒙的作用，能夠使得血液中多餘的三酸甘油脂回收到肝臟，防止沈積於血管當中，藉此能夠預防動脈硬化。

怎麼攝取比較好？

卵磷脂和異黃酮不會因為料理法的不同而產生很大的變化。直接攝取大豆，或攝取味噌、豆腐、豆漿、黃豆粉等加工品也無妨。但是關於皂角苷，則有一些注意事項（參照左圖）。

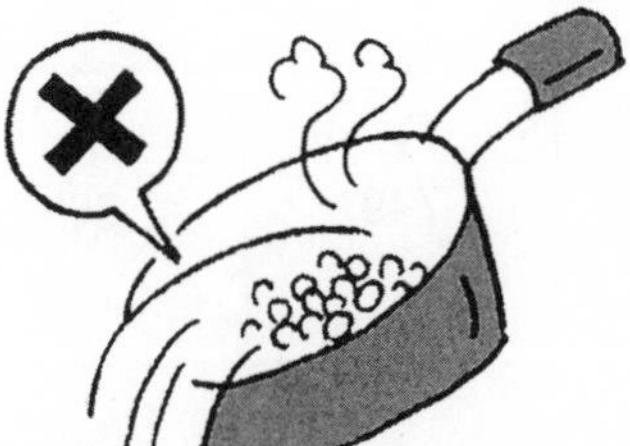

水煮大豆時的注意事項

在水煮大豆時，皂角苷存在於所產生的泡沫當中，所以不要去除這些泡沫，要連煮汁一起吃。

攝取多少比較好？

以加工方式攝取大豆，可以攝取到較多的量。即使它含有很好的成份，但是像醬油或味噌等一樣，攝取太多，也會導致鹽分過多，所以最好以豆腐、納豆、油豆腐、豆漿、黃豆粉等為主。

關於吃的量的標準，豆腐一天吃半塊，納豆為1～2包。異黃酮一天要攝取30～50mg，這個量只要一小包的納豆（60g）就足夠了。此外，不需要決定卵磷質與皂角苷的必要量。

可以使用減鹽味噌來做味噌湯，放入大量的蔬菜，即使是高血壓的人，也可以安心的攝取。

大豆具有何種效能？

大豆的主要作用

☺表示有益於腦的作用

- ☺ 降低膽固醇
- ☺ 降低三酸甘油脂
- ☺ 防止動脈硬化
- ☺ 預防及改善肥胖
- ☺ 防止老化・抗氧化作用
- 預防骨質疏鬆症
- 預防及改善便秘
- 防癌

建議的簡單菜單

——大豆漢堡——

使用水煮大豆罐頭十分方便。肉量爲一半，但是能攝取到大量的植物性蛋白質。

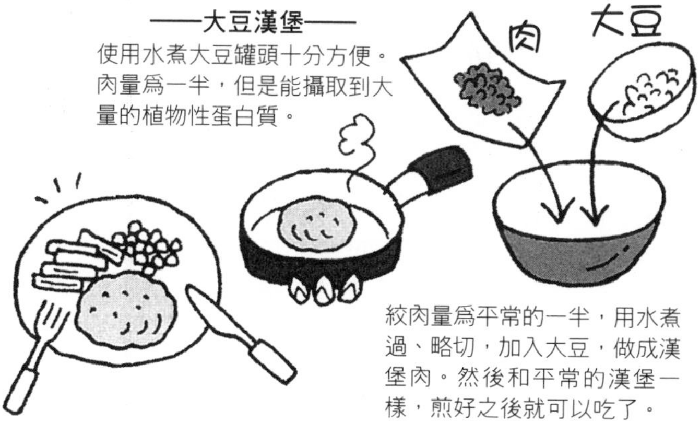

絞肉量爲平常的一半，用水煮過、略切，加入大豆，做成漢堡肉。然後和平常的漢堡一樣，煎好之後就可以吃了。

食品篇

2 納豆

納豆活化酶能溶解血栓，最好在晚餐時攝取

納豆中含有大豆或其他大豆製品所沒有的熱量效能。

納豆的何種成份有效？

大家都知道納豆是大豆利用納豆菌發酵而成的食品。納豆的成份當中，對於淨化血液有效的是納豆活化酶。這是只有納豆黏黏的絲當中才有的成份。

納豆活化酶具有溶解阻塞血管的原因血栓（血塊）的作用。

藉由何種作用溶解血栓？

血栓是當血液中多餘的膽固醇或糖增加過多時造成的。其結果使得血液成份產生變化，血液凝固，而溶解凝固血液的正常作用也無法正常的發揮。

此外，血液中的一種蛋白質纖維蛋白原增加，也成為容易形成血栓的要因。

納豆中所含的納豆活化酶，能夠直接作用於血液中的纖維蛋白原，溶解血栓。

罹患腦梗塞或心肌梗塞等疾病，血管有血栓阻塞時，在醫院會使用尿激酶血栓溶解劑。納豆活化酶和這種藥物具有同樣的作用，而且比尿激酶的效果更為持久。

藉由何種作用防止動脈硬化？

大豆原本並沒有很多的維他命B_2，但是藉著納豆菌發酵之後，維他命B_2含量增加6倍。維他命B_2能夠分解促進動脈硬化或老化的過氧化脂質，保護身體。

怎麼攝取比較好？

納豆活化酶的效果在食用後2小時開始產生，可以持續8～12小時。血栓在晚上到黎明時容易形成，為了防止血栓形成，在晚飯時吃納豆最好。

納豆的黏液具有提高納豆效能的作用，要充分混合之後再吃。

攝取多少比較好？

每天最好攝取50～100g，1人份用的包裝大約1～2個。但是如果醫師開了Warfarin等使血液不容易凝固的藥物時，則到底應該吃多少，最好先向醫師確認。

納豆具有何種效能？

納豆的主要作用

☺表示有益於腦的作用

- ☺防止血栓形成
- ☺溶解血栓
- ☺預防及改善動脈硬化
- ☺促進脂質或醣類代謝
- 整腸作用

建議的簡單菜單

——煎納豆——

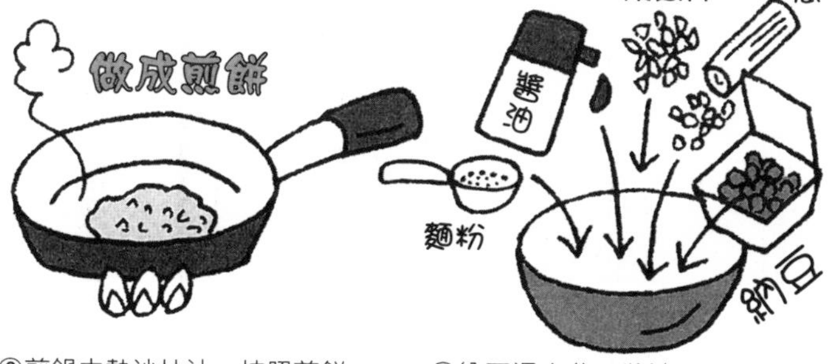

①納豆混合蔥、醬油、柴魚片，加上麵粉調拌。

②煎鍋中熱沙拉油，按照煎餅的要領煎即可。

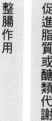

食品篇

3 青魚

EPA能夠防止血栓，DHA能夠使腦的功能旺盛及降血壓

青魚有發光的皮和腥臭味，有的人很不喜歡吃。但是想要擁有清澈的血液及強韌的血管，這就是不容忽視的食品。

青魚的何種成份有效？

青魚含有EPA和DHA，具有使頭腦聰明的作用，但是還不僅如此。

脂質的主要成份是脂肪酸，而脂肪酸包括肉類中含量較多的飽和脂肪酸，以及魚類和植物性油脂的不飽和脂肪酸。

不飽和脂肪酸當中的n－3系的脂肪酸，只有在青魚中才有。

EPA和DHA都屬於n－3系的脂肪酸，具有降低壞的LDL膽固醇和三酸甘油脂的作用，同時也具有使得好的HDL膽固醇增加的作用，以及溶解血栓的作用等。結果就能使血液清澈，預防動脈硬化。此外，也能夠使腦神經組織細胞活化，預防痴呆。

代表性青魚的 EPA 與 DHA 的含量（100g 中）

	EPA	DHA
竹筴魚	408	748
鯖魚	1210	1780
鮪魚	1290	2880
秋刀魚	844	1400
遠東沙腦魚	1380	1140
鰤魚	899	1780
鮭魚	492	820
鰹魚	78	310

藉由何種作用防止血栓？

容易形成血栓，這和血小板有關。血小板是在出血時能夠使血液凝固的止血的重要成份。但是膽固醇和糖分過多時，過剩的發揮作用，使血液變得太黏稠，容易使血液凝固。

攝取ＥＰＡ時，血小板中的ＥＰＡ量增加，但是二十碳四烯酸會減少。ＥＰＡ和讓血小板不易凝固的物質的生產有關，而二十碳四烯酸則和會讓血小板凝固的物質以及不易讓血小板凝固的物質的生產有關。

也就是說，攝取ＥＰＡ，能夠調整這些物質產生的平衡，促進血小板的正常作用，不容易形成血栓。

藉由何種作用使腦神經組織細胞活絡？

擁有清澈的血液、強韌的血管的最大目的，就是為了預防痴呆。青魚對於預防痴呆非常有效。痴呆與腦神經組織細胞死亡或老化有關，而ＤＨＡ則具有使神經組織細胞活化的作用。

能夠運送到腦的營養素有限，其中之一就是ＤＨＡ。ＤＨＡ會成為腦神經組織細胞的原料，使得因為老化而衰弱的神經組織細胞恢復健康，防止痴呆。

DHA 使得神經組織細胞的信息傳遞途徑

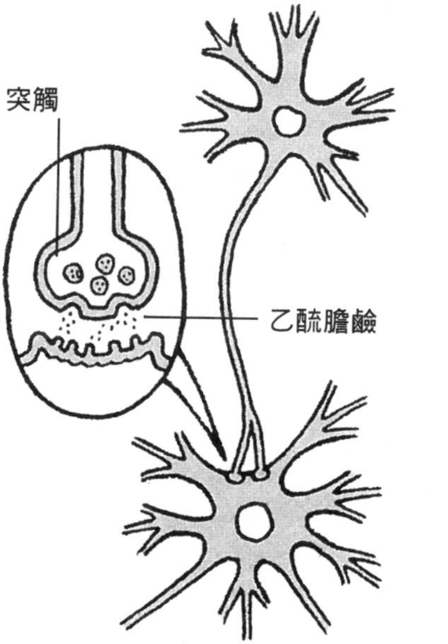

腦神經組織細胞有突起的部分，稱爲神經元，而其前端的突觸會產生乙醯膽鹼等神經傳遞質，進行情感或記憶等的精神活動。DHA 能夠成爲突觸的材料，促進乙醯膽鹼的分泌，使腦活化。

此外，也會作用於視神經，具有提升視力的效果。

藉由何種作用使得EPA降低三酸甘油脂？

在血液當中負責搬運膽固醇的是壞的LDL和好的HDL脂蛋白。三酸甘油脂則是藉著VLDL或乳糜微粒脂蛋白搬運。

EPA具有抑制搬運三酸甘油脂的VLDL合成的作用。沒有搬運者，血液中的三酸甘油脂就會下降，最後VLDL會變成LDL，所以EPA能夠發揮非常有效的作用。

此外，能夠使肝功能活化，促進脂肪的排泄，這是不容忽略的作用。

膽固醇雖然不好，但對三酸甘油脂也不能掉以輕心

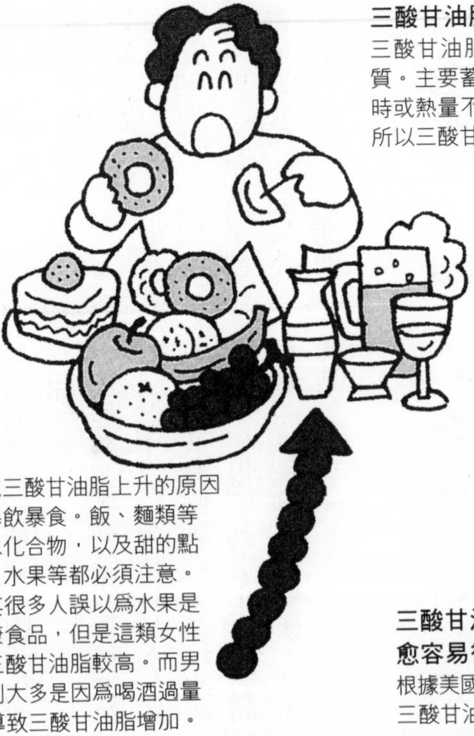

三酸甘油脂是什麼？

三酸甘油脂和膽固醇同樣的是一種血中脂質。主要蓄積在皮下脂肪，在大量消耗熱量時或熱量不足時才使用。因爲蓄積在皮下，所以三酸甘油脂較高的人有肥胖的傾向。

假裝很乖，但是卻會作惡？

在血液中負責搬運三酸甘油脂的是 VLDL 脂蛋白。一旦增加過多，就會變成壞的 LDL，同時具有使得膽固醇增加的作用。此外，積存在肝臟會變成脂肪肝，導致肝功能減退。也是急性胰臟炎的原因。

造成三酸甘油脂上升的原因是暴飲暴食。飯、麵類等碳水化合物，以及甜的點心、水果等都必須注意。尤其很多人誤以爲水果是健康食品，但是這類女性的三酸甘油脂較高。而男性則大多是因爲喝酒過量而導致三酸甘油脂增加。

三酸甘油脂愈高，愈容易得心肌梗塞嗎？

根據美國統計，LDL膽固醇較高的人當中，三酸甘油脂愈高的人愈容易得心肌梗塞。

藉由何種作用降低血壓？

高血壓是引起脆弱血管的要因之一（參照下圖）。要保持具有彈力的強韌血管，則控制血壓是不可或缺的重點。

在我們的體內，當血管收縮素Ⅰ變成血管收縮素Ⅱ的時候，血壓就會上升。將血管收縮素Ⅰ變成Ⅱ的酵素，稱為血管收縮素轉化酶。沙丁魚的蛋白質沙丁魚肽，能夠抑制血管收縮素轉化酶的作用，使血壓不會上升。有所謂的血管收縮素轉化酶抑制藥這種降壓藥，但是沙丁魚則是天然的降壓藥。

高血壓的診斷基準

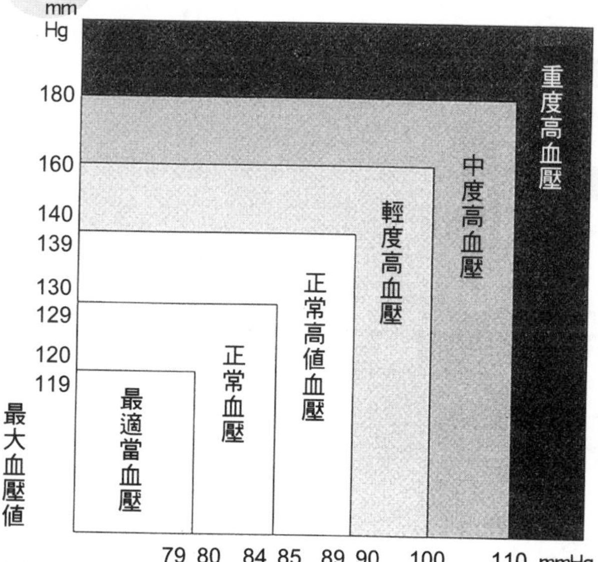

（根據日本高血壓學會的『高血壓的診斷與治療指南 2000 年版』）

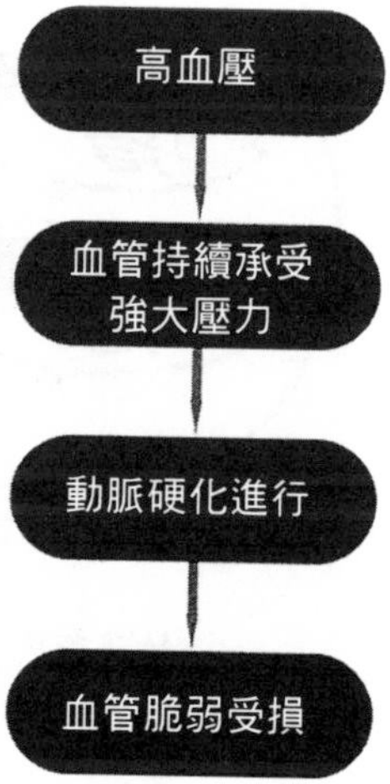

保護血管，降血壓！

血壓太高卻放任不管，最後血管壁會變厚變硬，就好像老舊的橡皮管一樣失去彈性而破裂，最後就會變成脆弱的血管。

血壓並不是只要下降就好。尤其高齡者具有很大的個人差，應該要重視的不是實際的年齡，而是生理的年齡，降壓目標值應該訂高一點。要定期測量血壓，把握最佳狀態。

怎麼攝取比較好？

基本上EPA或DHA都是油，所以容易氧化，這一點不可以忘記。此外，青魚容易受傷，所以購買了新鮮的魚要立刻吃掉。

EPA與DHA的有效攝取方法，就是吃生魚片，此外煮的、烤的都不錯。但是用油炸則會營養減半，比使用其他調理法的損失更多。

沙丁魚一旦加熱，在體內就容易利用，因此採用烤、煮或裹麵包粉煎的方式較好。

攝取多少比較好？

以大致的標準而言，EPA和DHA只要攝取12g（1000～2000mg）就足夠了。不需要大量攝取，一次的分量可以參照插圖。不需要每天吃，但一週內最好有3天攝取青魚。

沙丁魚 1 次可以攝取 2 條

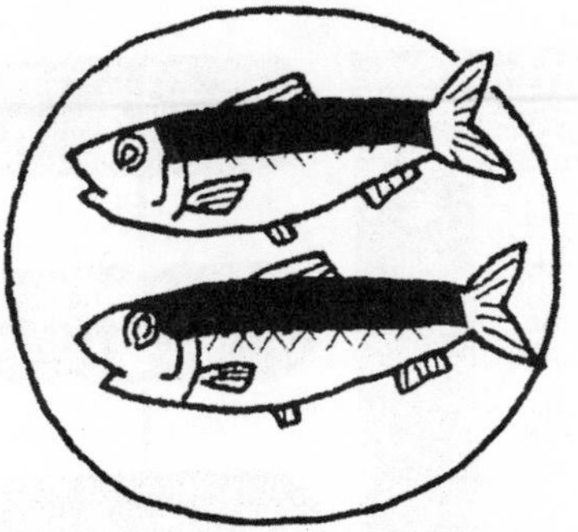

竹筴魚爲 1 條

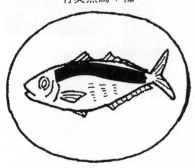

鮪魚生魚片可以吃 4 片

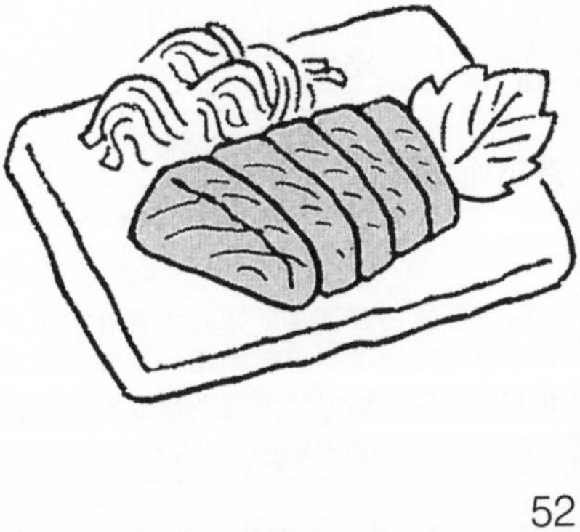

青魚具有何種效能？

青魚的主要作用

☺表示有益於腦的作用

- ☺防止及溶解血栓
- ☺降低三酸甘油脂
- ☺防止動脈硬化
- ☺抗氧化作用
- ☺防止過氧化脂質的害處
- 促進脂質的代謝
- 強健骨骼
- 防癌

建議的簡單菜單

——沙丁魚碎肉——

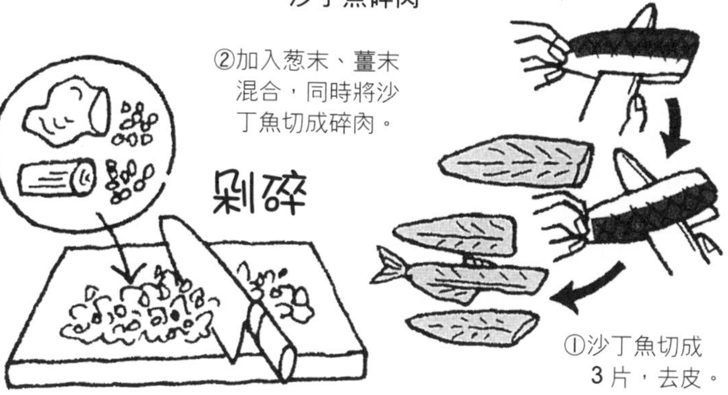

①沙丁魚切成3片，去皮。

②加入蔥末、薑末混合，同時將沙丁魚切成碎肉。

③添上青紫蘇和蔥白絲盛盤即可。

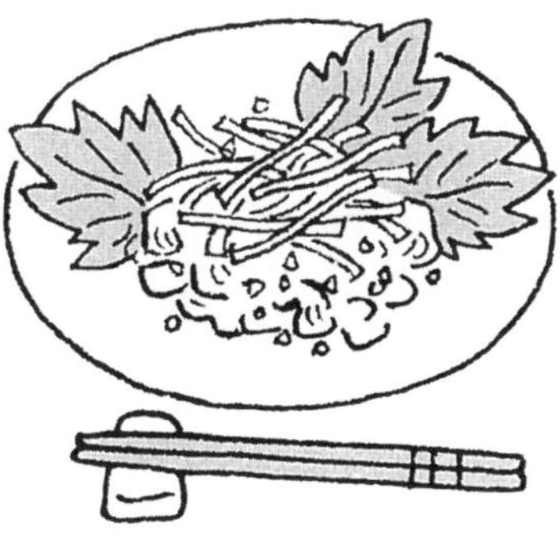

健康食品情報

不喜歡吃青魚的人，可以使用加工製成的健康食品。

主要是將鮪魚和鰹魚的魚油精製之後，變成顆粒狀或膠囊狀的健康食品。

因爲是油，所以容易氧化，通常會添加維他命C或E等抗氧化劑。

食品篇

4 肉類

良質蛋白質能使血管保持強韌

因為肉會使得膽固醇上升，所以到了中高年齡層，有的人會對肉敬而遠之，但是這是錯誤的做法。

肉類的何種成份有效？

肉類的蛋白質富含在人體內無法合成的必需氨基酸。蛋白質是構成人體基本細胞的材料。

蛋白質缺乏時，血管脆弱，容易破裂。蛋白質不足就無法擁有強韌的血管。

藉由何種作用使血管強韌？

以前國人較多罹患腦溢血，是因為腦血管營養不良而脆弱、破裂，再加上鹽分過多造成高血壓，而導致這種情況。

隨著營養狀態的改善，腦溢血已經減少，現在則因為膽固醇過多，而使得腦梗塞增加，因此很多人對肉類敬而遠之。

但是蛋白質卻是活動身體的熱量源，同時也是細胞的材料，每天都要消耗，所以容易缺乏。要攝取肉的良質蛋白質，當成細胞的良質材料，才能保持強韌的血管。

蛋白質的另一個效能，就是能夠抑制鹽分造成的害處。

根據京都大學研究所名譽教授家森幸男用老鼠做的實驗顯示，充分攝取肉的蛋白質的老鼠，就不會想要攝取鹽分了（參照左上圖）。

能夠抑制鹽分，就能夠預防高血壓，也能夠防止動脈硬化，同時對於強韌的血管而言，也是不可或缺的條件。

資料證明一切

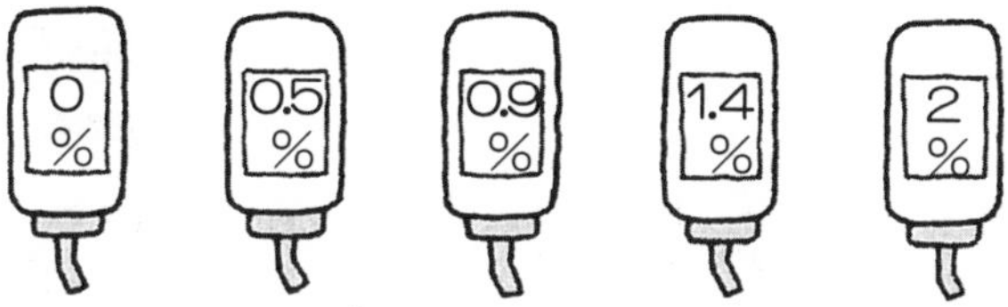

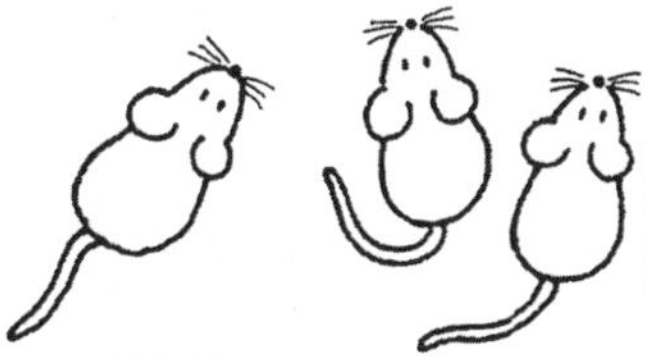

肉的蛋白質能防止鹽分過多

兩群老鼠，一群給予含有肉類蛋白質的飼料，另一群則給予含有大豆蛋白質的飼料。水的方面，則讓牠們自由的飲用各種不同鹽分濃度的水。

結果攝取大豆蛋白質飼料的老鼠，喝的是鹽分濃度 **0.5%**的水，而攝取肉類蛋白質的老鼠則只喝純水。也就是說，肉的蛋白質豐富，就不想要攝取鹽分了。

怎麼攝取比較好？

對於肉敬而遠之的理由，如果是因為脂肪和膽固醇的問題，那麼用鐵絲網烤煮的料理法比較好。

用油炒或油炸，當然會造成高脂肪，一定要注意。

攝取多少比較好？

關於良質蛋白質，不論是牛肉、雞肉或豬肉，一天要攝取80～100g的肉。量並不多，為了保持強韌的血管，一定要每天攝取。

肉類具有何種效能？

肉類的主要作用

☺表示有益於腦的作用

- ☺ 鞏固血管
- ☺ 抑制鹽分的攝取
- 提高免疫力
- 保護身體免於壓力的侵襲
- 預防憂鬱症
- 補充膠原蛋白
- 成爲製造血清素（具有穩定精神效果）的材料

食品篇

5 肝臟

不僅可以補充鐵質，也可以降低膽固醇

提到肝臟，其豐富的鐵質是代表的營養素。不僅如此，它也是維他命和礦物質等微量元素的寶庫。

肝臟的何種成份有效？

肝臟所含的營養素當中，能夠幫助血液清澈及使血管強韌的是鐵、維他命B_2・B_6・B_{12}、葉酸等。

成為血液的重要成份，同時是血中的脂質和醣類代謝不可或缺的物質，此外還可以防止動脈硬化。

藉由何種作用使血液清澈？

紅血球的血紅蛋白一旦缺乏鐵時，就無法將氧運送到全身，因此會出現呼吸困難或頭暈等的貧血症狀。不僅如此，若沒有足夠的氧和營養到達腦，就會使腦神經組織細胞壞死，加速老化。

肝臟中所含的營養素除了鐵之外，要注意的就是維他命B_2。促進動脈硬化的要因是過氧化脂質，而維他命B_2具有分解過氧化脂質的作用，藉此就可以抑制動脈硬化或細胞的老化。同時也可以促進脂質的代謝，因此有助於減肥，而且也有助於降低血中的膽固醇。

此外，成為黏稠血液原因的血液中多餘的葡萄糖，也能夠藉此代謝掉，具有降血糖值的作用。

維他命B_6則是蛋白質和脂質代謝不可或缺的物質。維他命B_{12}和葉酸能夠幫助紅血球的合成。這些都是保持血液清澈及血管強韌的重要營養素。

怎麼攝取比較好？

依料理法的不同，損失較大的是維他命類。很多人對於生吃肝臟會有抵抗感，但是如果煎炒來吃，應該就沒問題了。

去除血水之後，用蒜、韭菜等去除腥味，就容易入口了。

攝取多少比較好？

烤肝臟一次可以吃2～3串，如果是牛肝、豬肝，切成薄片，3～4片就足夠了。一個月最少要吃2～4次。

肝臟具有何種效能？

肝臟的主要作用

☺表示有益於腦的作用

- ☺製造紅血球
- ☺防止動脈硬化
- ☺防止過氧化脂質的害處
- ☺降低膽固醇
- ☺促進脂質和醣類代謝
- ☺使腦神經活絡
- 預防及改善貧血
- 鞏固黏膜

建議的簡單菜單

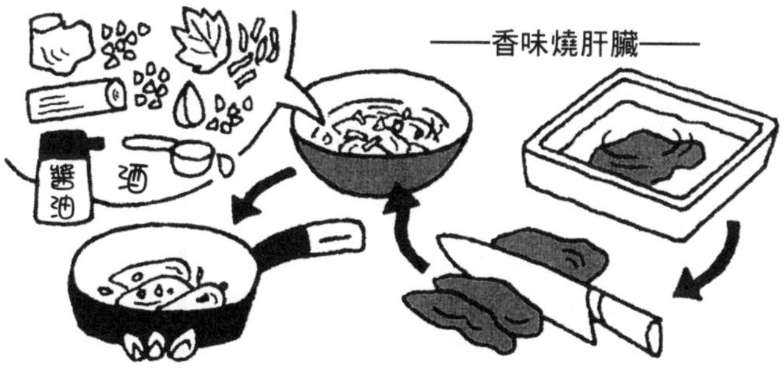

①肝臟用清水沖洗之後，泡在牛奶或水中，去除血液。

②在酒、醬油中加入蔥、薑、蒜薄片及剁碎的青紫蘇，做成醃料，再放入肝臟醃漬。入味之後，用煎鍋或鐵絲網烤一下。

食品篇

6 芝麻

藉著強力抗氧化作用防止動脈硬化

關於芝麻的效用，近年來不斷的研究，發現它能夠有效的預防因為自由基而造成的老化及癌症。

芝麻的何種成份有效？

芝麻中所含的抗氧化物質，總稱為芝麻木聚糖。

而其中特別有助於維持血液清澈和血管強韌的是以下兩種：

①芝麻醇。
②芝麻素。

此外，還有如左頁表中所示的一些成份，能夠互助合作，發揮抗氧化物質的作用。

藉由何種作用抑制氧化？

在說明芝麻木聚糖優良的抗氧化作用之前，先來了解為什麼在體內不可以出現氧化現象。

造成血管脆弱的最大原因是動脈硬化。

而氧化則是促進動脈硬化的重大原因。

動脈硬化，是血液中多餘的壞膽固醇ＬＤＬ膽固醇沈積於血管，使得血管內部增厚、狹窄的狀態。而這時如果ＬＤＬ膽固醇氧化，就會造成嚴重的問題。

氧化的ＬＤＬ膽固醇被視為異物，為了加以排除，巨噬細胞會將其吞食掉。

氧化的ＬＤＬ膽固醇被巨噬細胞吞食掉之後，巨噬細胞就會沈積於血管壁，不斷的膨脹，結果使得血管壁變厚、變得狹窄。

要防止動脈硬化，就要避免ＬＤＬ膽固醇氧化（參照下頁圖）。

芝麻中所含的抗氧化成份

（100g 中的量）　　（單位：mg）

芝麻木聚糖	芝麻素	490.6
	芝麻酚林	300.4
	芝麻酚	3.4
	芝麻酚林醇	1.1
	芝麻醇	0.9
	松脂醇	2.1

這時就輪到了芝麻醇登場。芝麻醇藉著強大的抗氧化作用，能夠抑制LDL膽固醇的氧化。芝麻醇在血液當中能夠抑制血液中的LDL膽固醇氧化，結果就能防止動脈硬化，保護血管。

何謂「防止氧化」？

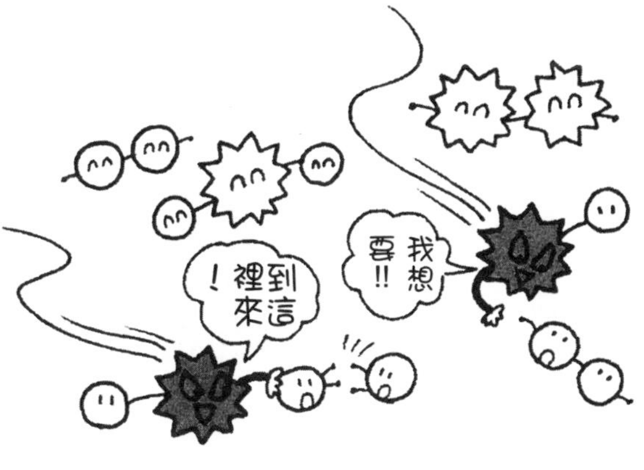

與氧化有關的自由基

自由基的形成，除了因為呼吸而進入體內的氧造成的之外，也會因為抽菸、紫外線、壓力、劇烈運動等而在體內發生。

一般而言，分子原本擁有一對電子，但是自由基只有一個電子，因此不穩定，想要從其他的分子那兒奪走電子而展現活動。如圖所示，發生串聯使得電子被奪走，就叫做「氧化」。

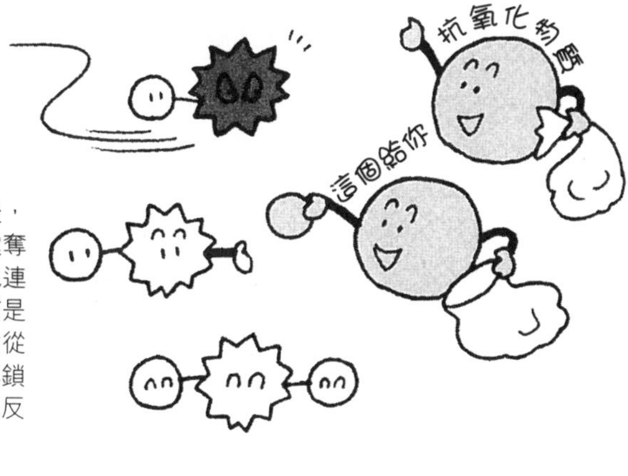

抗氧化物質成為替代品，保護身體

一旦電子被自由基奪走一個之後，被奪走電子的一方又想要從他處奪回電子而產生暴動，因此會出現連鎖的氧化反應。但是抗氧化物質是即使自己的電子被奪走，也不會從他處奪回電子，因此可以遏止連鎖的氧化反應，避免在體內的氧化反應持續進行。

藉由何種作用降低膽固醇？

要防止動脈硬化，必須減少血液中多餘的膽固醇。芝麻的抗氧化物質芝麻素，具有降低血中膽固醇的作用，這是根據老鼠實驗而證明的事實。

將老鼠分為4群：①只攝取高膽固醇食物，②高膽固醇食物＋芝麻素，③高膽固醇食物＋芝麻素＋維他命E食物，④高膽固醇食物＋芝麻素＋高濃度的維他命E食物。

結果如下表所示，膽固醇值出現變化。

攝取芝麻素群，很明顯的能夠抑制膽固醇值的上升，而且好的HDL膽固醇也增加了（加入維他命E時，則芝麻素降低膽固醇的作用增強）。

一般而言，從食物中攝取的膽固醇由小腸吸收，蓄積在肝臟。但是如果同時攝取芝麻素，就可以抑制小腸吸收膽固醇。

通常從食物中吸收的膽固醇減少時，在肝臟的膽固醇合成就會增加。但是攝取芝麻素時，可以抑制在肝臟的膽固醇合成，藉此能夠降低血液中的膽固醇。

怎麼攝取比較好？

芝麻是種子，外側被纖維素包住。纖維素是人類的消化器官無法消化的物質，因此必

資料證明一切

芝麻素造成膽固醇值的變化

實驗群	血清膽固醇值（mg/dl）	
	總膽固醇	HDL 膽固醇
①高膽固醇食	492(± 66)	7.3(± 1.7)
②高膽固醇食 ＋ 0.2%芝麻素	347(± 157)	10.0(± 2.6)
③高膽固醇食 ＋ 0.2%芝麻素＋ 0.2%維他命 E	243(± 11)	12.8(± 4.3)
④高膽固醇食 ＋ 0.2%芝麻素＋ 1.0%維他命 E	184(± 32)	17.7(± 2.8)

須加以去除。

用炒的使外皮破裂，然後磨碎再吃更有效。

攝取多少比較好？

芝麻含有脂質，熱量不低。即使對身體很好，但也不能大量攝取。

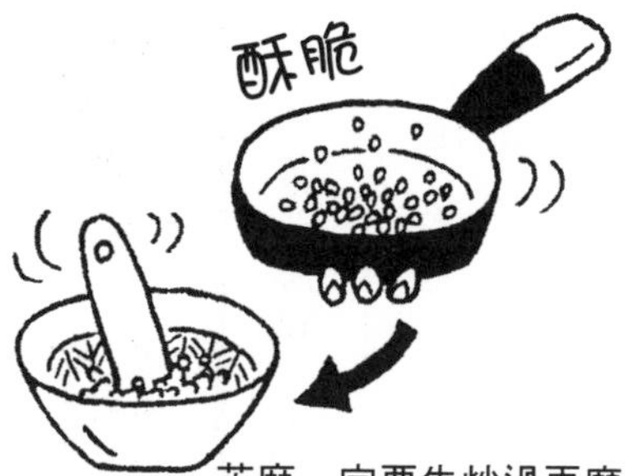

芝麻一定要先炒過再磨碎

芝麻加熱之後，不僅容易吸收，同時也能夠分解抗氧化物質芝麻酚林，變成抗氧化力更強的芝麻酚。

一天一大匙，大約10g左右就可以了。料理方面，最好使用芝麻油。

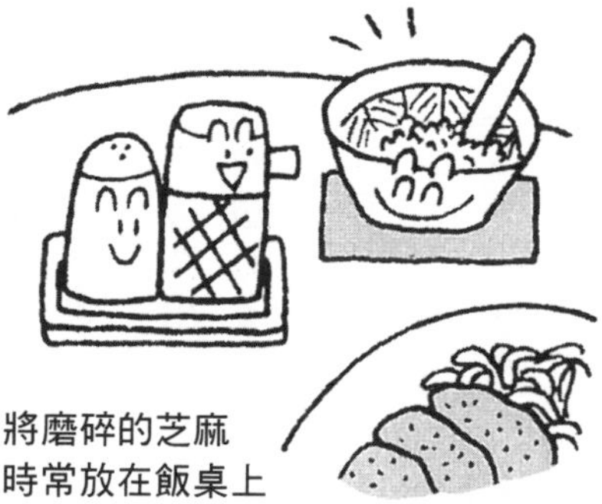

將磨碎的芝麻時常放在飯桌上

撒在飯上或涼拌菜上面來吃。要將磨碎的芝麻時常放在餐桌上。

芝麻具有何種效能？

芝麻的主要作用

☺表示有益於腦的作用

- ☺抗氧化物質
- ☺防止動脈硬化
- ☺降低膽固醇
- ☺增加好膽固醇
- 提高肝功能
- 預防及改善貧血
- 減弱焦慮、壓力
- 強健骨骼

7 綠茶

兒茶酚胺能夠抑制膽固醇及血壓的上升

綠茶的優良效果因為防癌以及對於O—157（病原性大腸菌）的殺菌效果而備受注目，這個效果對於使血液清澈也有效。

綠茶的何種成份有效？

綠茶中所含的有效成份就是兒茶酚胺，是一種抗氧化物質，能夠降低膽固醇，有效的預防血栓。此外，綠茶的咖啡因能夠使脂肪燃燒，有助於減肥。

此外，具有降壓作用的γ酪氨酸成份也備受注目。

藉由何種作用降低膽固醇？

動脈硬化的原因是高膽固醇及高三酸甘油脂，要加以改善就要喝大量的綠茶。經由實驗證明結果不錯（參照次頁上表）。

使用老鼠做實驗，攝取普通飼料、高脂肪飼料，或在高脂肪飼料中混雜綠茶粉末的老鼠群，比較各自血液中的膽固醇值和三酸甘油脂值，發現攝取含有綠茶粉末的老鼠，能夠抑制數值的上升。

綠茶的兒茶酚胺具有促進膽固醇排泄的作用，可以將因為飲食而攝取過多的膽固醇或三酸甘油脂從體內趕走，降低膽固醇。

藉由何種作用防止血栓？

血液中形成的血栓會引起腦中風、心肌梗塞等嚴重的疾病。血栓是在血液中有多餘的膽固醇或糖的時候，因為血小板附著而容易形成。

兒茶酚胺能抑制血液黏稠，預防血栓。而藉著降低膽固醇作用和預防血栓的雙重效果，就能夠擁有清澈的血液。

資料證明一切 1

兒茶酚胺能夠降低膽固醇和三酸甘油脂

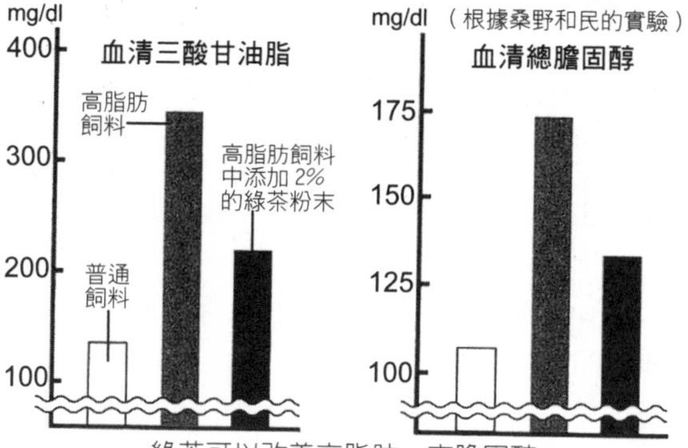

綠茶可以改善高脂肪、高膽固醇

藉由何種作用使脂肪燃燒？

要得到清澈的血液，就必須要減肥。膽固醇或三酸甘油脂較高的人，大多是肥胖者，而綠茶能夠幫助減肥。

下面的圖表是用老鼠做的實驗。吃了添加綠茶的飼料的老鼠，能夠抑制脂肪積存在腹部，這是因為綠茶的咖啡因能夠促進脂肪燃燒，防止脂肪積存。

喝綠茶能夠減肥，減少脂肪。藉著減肥，能夠改善血壓及血中脂質，真是一石二鳥的做法。

資料證明一切 2

左邊圖表是吃得過多，亦即熱量過多的狀態，而右邊圖表則是持續高脂肪飲食的狀態。兩者都藉著攝取綠茶，使得脂肪不容易附著。

綠茶能夠抑制脂肪在腹部附著

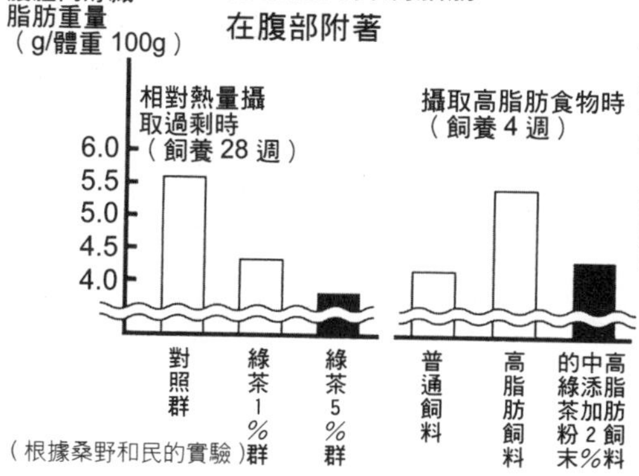

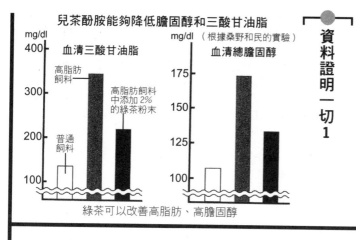

藉著何種作用使血壓下降？

如下圖所示，血壓上升和一些酵素有關。因為鹽分使得腎臟的高血壓蛋白原酶功能旺盛時，體內的血管收縮素Ⅰ藉著血管收縮素變換酵素，就會變成血管收縮素Ⅱ，結果使得血壓上升。

兒茶酚胺能夠抑制血管收縮素變換酵素的作用，避免變成血管收縮素Ⅱ，如此一來就能夠降血壓。

此外，綠茶中所含的γ酪氨酸成份也能夠降血壓。增加γ酪氨酸的γ酪氨酸茶已經出現，期待具有降血壓的作用。

兒茶素能抑制血壓上升

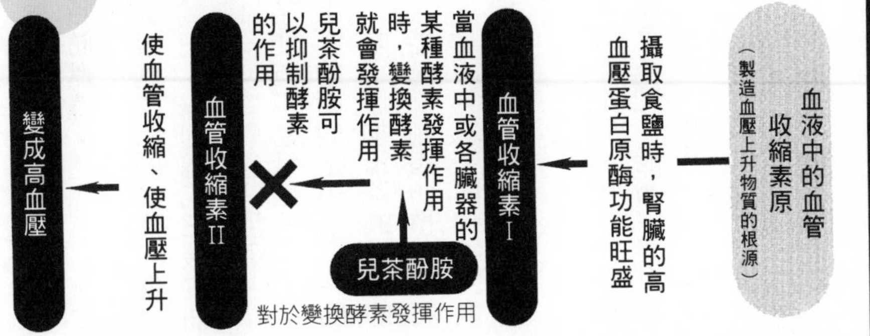
血液中的血管收縮素原
（製造血壓上升物質的根源）
攝取食鹽時，腎臟的高血壓蛋白原酶功能旺盛
血管收縮素Ⅰ
當血液中或各臟器的某種酵素發揮作用時，變換酵素就會發揮作用
兒茶酚胺
對於變換酵素發揮作用
兒茶酚胺可以抑制酵素的作用
血管收縮素II
使血管收縮、使血壓上升
變成高血壓

怎麼攝取比較好？

要有效的攝取到綠茶的兒茶酚胺，就必須要經常更換茶葉。因為在泡1～2泡之後，兒茶酚胺大概就無法再泡出來了。

1人份的茶葉量，1次為1～2g，熱水的溫度最好為60～80度。此外，吃綠茶茶葉也可以攝取到兒茶酚胺。

1泡之後就要更換茶葉

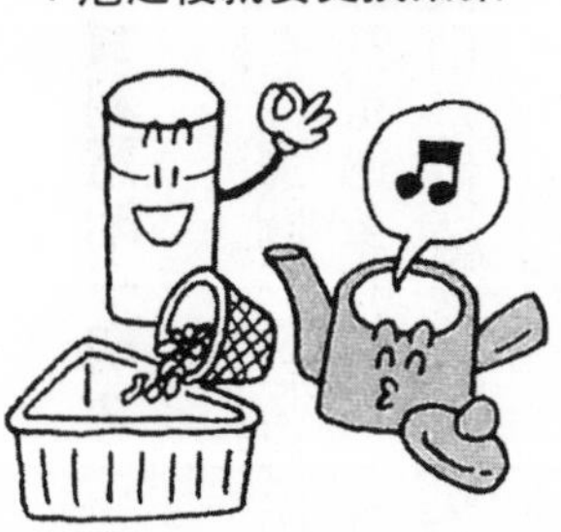

為了要攝取到兒茶酚胺，不要捨不得用茶葉。

攝取多少比較好？

1天喝10杯便會出現兒茶酚胺的效應。若以兒茶酚胺來換算，大約為500mg。1天沒有辦法喝10杯的人，喝一半也無妨。以前喝咖啡或紅茶的人，最好改喝綠茶。

要注意的是，並不是愈濃愈好，不可以喝太澀的茶。雖然這樣的確可以攝取到兒茶酚胺，但是同時也會攝取到太多的單寧，會造成嚴重的便秘，一定要注意。

綠茶具有何種效能？

綠茶的主要作用

☺表示有益於腦的作用

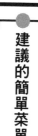

- ☺ 降低膽固醇
- ☺ 降低三酸甘油脂
- ☺ 氧化作用
- 幫助減肥
- 預防食物中毒
- 利尿作用
- 清醒、消除疲勞作用
- 防癌
- 抑制癌症的進行與轉移

建議的簡單菜單

——綠茶香鬆炒飯——

①煎茶用研鉢或攪拌器磨碎。

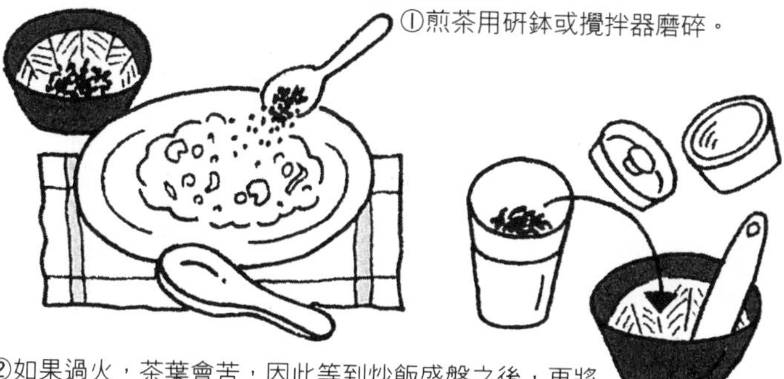

②如果過火，茶葉會苦，因此等到炒飯盛盤之後，再將①灑在炒飯上面，加入海苔或柴魚片、少許鹽，更加好吃。

8 黃綠色蔬菜

去除血管壁硬化斑塊的抗氧化成份的寶庫

近年來重新評估黃綠色蔬菜所具有的維他命和成份。維他命的含量豐富，而鮮豔的色澤也具有良好的效用。

要保持清澈的血液、強韌的血管，就必須要對抗強力壞蛋自由基。

胡蘿蔔、南瓜、番茄、菠菜、青椒、彩色椒等，都具有優良的抗氧化作用。

黃綠色蔬菜是能夠與自由基作戰的強大援助者。

黃綠色蔬菜的何種成份有效？

黃綠色蔬菜中所含的代表性營養成份是維他命C、β-胡蘿蔔素和維他命E。這些都稱為抗氧化維他命，能夠保護身體免於自由基之害。

類胡蘿蔔素的成份也具有抗氧化作用。例如番茄的番茄紅素，青椒的辣椒辣素等，此外還有葉綠素也具有使血液清澈的效果，備受注目。

藉由何種作用防止氧化？

為了避免自由基在體內胡作非為，傷害細胞，因此需要抗氧化維他命β-胡蘿蔔素、維他命C及E。這些維他命能夠將自己的一個電子交給自由基，抑制自由基的活動，所以能防止氧化，防止動脈硬化。

此外，維他命C也具有降低血中的LDL膽固醇或三酸甘油脂的作用。

主要黃綠色蔬菜中的抗氧化成分
（生的 100g 當中的含量）

胡蘿蔔 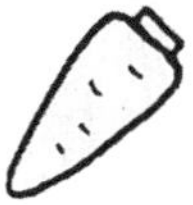	胡蘿蔔中所含的抗氧化維他命，β-胡蘿蔔素爲 8.2mg、維他命 C 爲 4mg、維他命 E 爲 0.5mg。橘色愈深，表示含有愈豐富的β-胡蘿蔔素。紅色愈深，則表示含有較多的抗氧化物質番茄紅素。
番茄 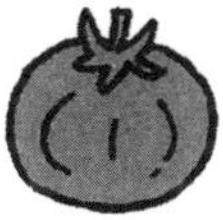	番茄中所含的抗氧化維他命，β-胡蘿蔔素爲 0.54mg、維他命C爲 15mg、維他命E爲 0.9mg。此外，還有豐富的抗氧化成分番茄紅素。番茄紅素在紅的色素中都有，加熱料理比生吃的吸收率更高。
南瓜 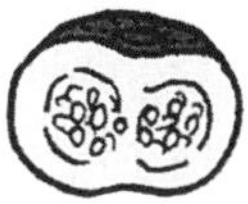	南瓜中所含的抗氧化維他命，β-胡蘿蔔素爲 4mg、維他命C爲 43mg、維他命E爲 5.1mg（以上是西洋南瓜）。此外，南瓜的黃色色素含有各種抗氧化物質，包括α隱黃素、β隱黃素、玉米黃素等。
菠菜 	菠菜中所含的抗氧化維他命，β-胡蘿蔔素爲 4.2mg、維他命 C 夏天採摘的爲 20mg、冬天採摘的爲 60mg、維他命 E 爲 2.1mg。此外，還有很多能夠使血液清澈的葉綠素。
青椒（彩色椒） 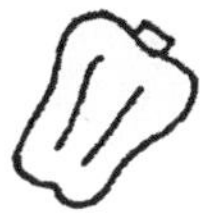	青椒中所含的抗氧化維他命（括弧內爲紅椒的含量），β-胡蘿蔔素爲 0.4mg（1.1mg）、維他命 C 爲 76mg（170mg）、維他命E爲 0.8mg（4.3mg）。含量以紅椒較多。此外，青椒的氣味吡嗪成分也具有使血液清澈的效果。

藉由何種作用使得血液清澈？

●青椒的氣味成份吡嗪

根據日本椙山女學園大學名譽教授並木和子的研究，發現青椒獨特的青臭味具有使血液清澈的效果。

這個氣味的成份是吡嗪，能夠抑制血液凝固，因此能夠預防因為血栓而引起的腦梗塞及心肌梗塞，同時也具有降血壓作用。

除了青椒之外，在番茄、小黃瓜、蔥類、紫蘇、繖形科的蔬菜等具有青臭味的蔬菜中含有較多的吡嗪。

●綠色的色素1葉綠素

菠菜、花椰菜、小油菜或明日葉等葉子為綠色的蔬菜含有葉綠素。

葉綠素能夠淨化血液，具有使血液清澈的效果。

葉綠素的成份與人類的紅血球非常類似。色素雖然有紅與綠的差別，卻具有同樣的作用。在人體內會和容易與紅血球附著的毒素結合，藉此淨化血液，使血液清澈。

此外，葉綠素具有抗氧化的作用，能夠預防動脈硬化。

怎麼攝取比較好？

黃綠色蔬菜所含的抗氧化物質當中，β-胡蘿蔔素和維他命E是脂溶性維他命，因此和油一起攝取能夠提高吸收率。

維他命C則是水溶性維他命，在清洗或切的時候容易流失，一定要注意。

生吃或用火煮熟
都要和適量的油一併攝取

加入少許橄欖油或沙拉油，更能提高β-胡蘿蔔素或維他命E的吸收率。

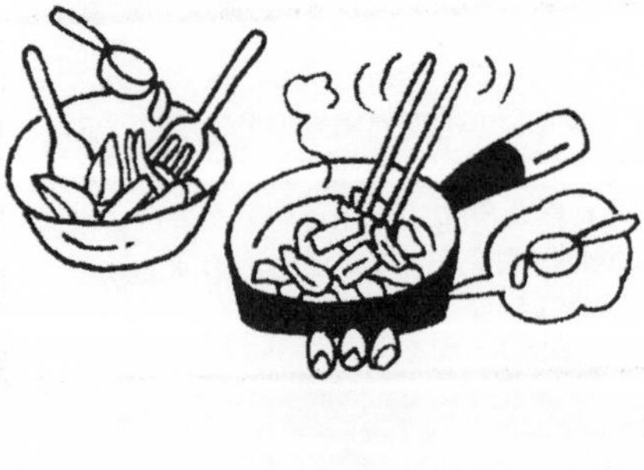

攝取多少比較好？

根據日本厚生省建議的健康的飲食生活，1天要攝取120g以上的黃綠色蔬菜。但是如果希望擁有清澈的血液以及強韌的血管，則至少要多攝取一倍的量。用火煮熟烹調，可以吃很多。

當然，不能只吃番茄或菠菜，偏食是不好的。

具有抗氧化作用的成份，請以黃綠色蔬菜顏色的濃淡來考慮。例如胡蘿蔔、南瓜、番茄等，蔬菜的顏色越濃時，攝取到的抗氧化成份也會越多。

黃綠色蔬菜具有何種效能？

黃綠色蔬菜的主要作用

☺表示有益於腦的作用

- ☺ 抗氧化作用
- ☺ 降低膽固醇
- ☺ 使血液清澈
- ☺ 降血壓
- ☺ 防止動脈硬化
- 預防感染症
- 提高抵抗力
- 預防及改善便秘
- 防癌及抑制癌症的進行

建議的簡單菜單

——蔬菜濃湯——

①番茄、洋葱、胡蘿蔔、青椒、南瓜切成1cm的正方形，用橄欖油炒。

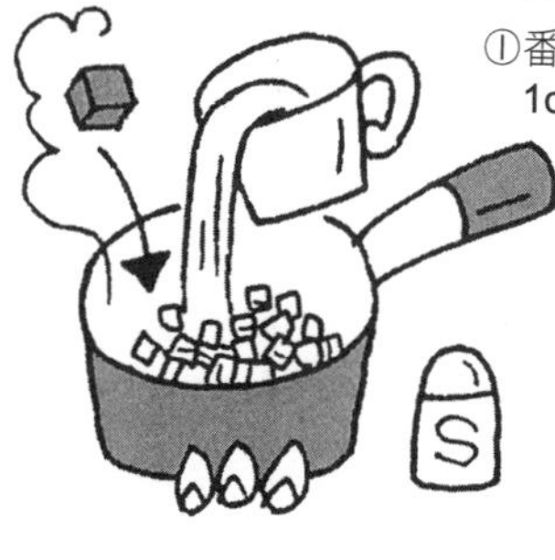

②炒熟之後，加入水、湯塊一起煮。
煮軟之後，用鹽、胡椒調味即可。

食品篇

9 蛋黃

增加好膽固醇，防止痴呆

很多人認為蛋的膽固醇比較高，所以不吃蛋，但是這種想法是錯誤的。

蛋當中，尤其是蛋黃，具有降血壓、預防動脈硬化，以及腦神經組織細胞不可或缺的成份。

蛋黃的何種成份有效？

蛋黃的成份中，能夠降血壓、防止動脈硬化、使腦神經組織細胞活化的物質，就是膽鹼。

在大豆的項目中介紹過卵磷脂成份，膽鹼是卵磷脂的主要成份。攝取蛋黃的膽鹼，就能夠補充卵磷脂。

也許你會認為既然如此，那麼與其攝取膽固醇較多的蛋黃，還不如利用大豆攝取卵磷脂就好了。但是以含量和吸收率而言，在所有食品當中，蛋黃的膽鹼比較好。

近年來，認為蛋黃的膽鹼對於阿茲海默症的治療及症狀的改善有效。

所以對蛋敬而遠之，這並不是聰明的選擇。

蛋黃 1 個中的膽鹼含量

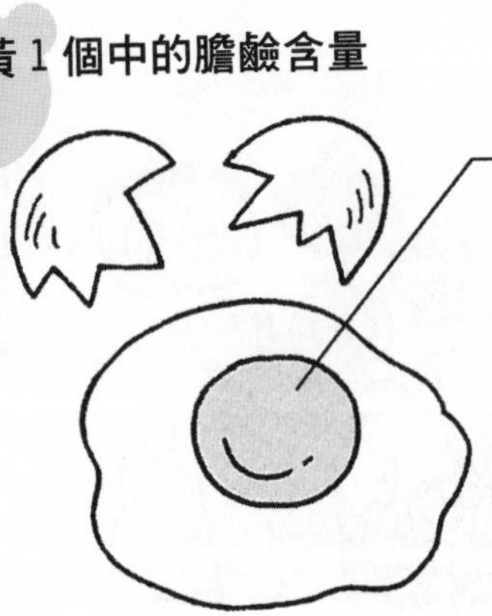

卵磷脂
1.33g 中
其中的膽鹼占 7.8%，
0.18g

人類的腦部中含有 1～8%的
卵磷脂，考慮到這個比率，
則蛋黃中含有大量的卵磷脂。

藉由何種作用能夠增加好膽固醇？

血液中的膽固醇不會單獨展現行動（參照下圖），需要膽固醇的載脂蛋白。

載脂蛋白包括LDL、HDL及VLDL、乳糜微粒，依運送者的不同，會變成好膽固醇（HDL）、壞膽固醇（LDL）及三酸甘油脂。

動脈硬化的原因，是壞膽固醇LDL及三酸甘油脂增加過多、好的HDL減少造成的。

如下圖所示，好的HDL需要最多圍繞在膽固醇周圍的卵磷脂（磷脂質）。也就是說，要使好的HDL增加，就必須要大量攝取卵磷脂的主要

膽固醇與卵磷脂有密切的關係

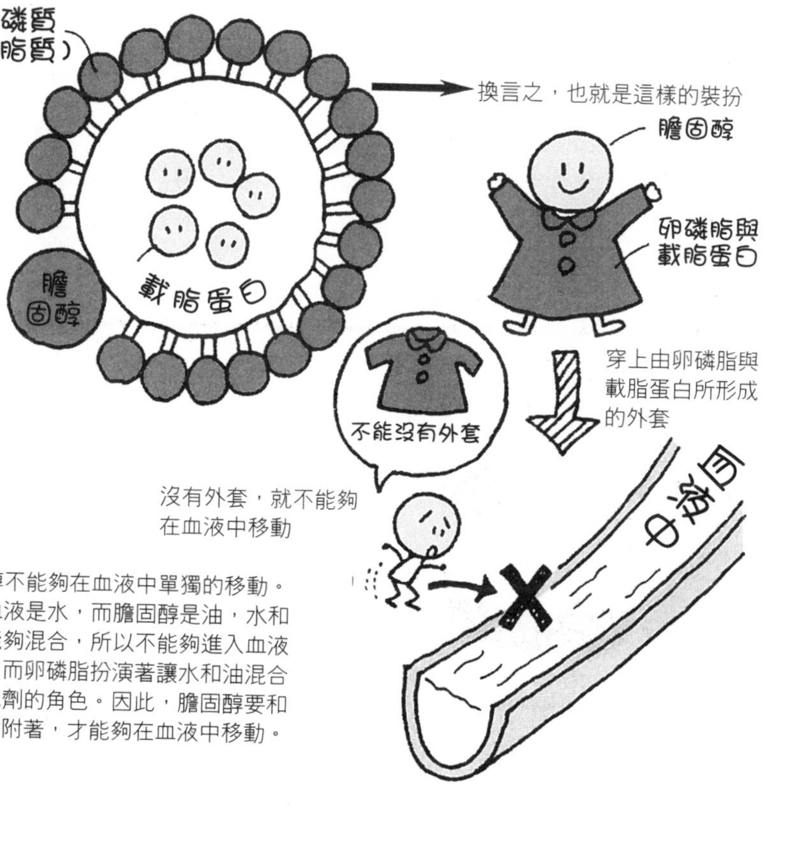

卵磷質（磷脂質）
載脂蛋白
膽固醇
換言之，也就是這樣的裝扮
膽固醇
卵磷脂與載脂蛋白
不能沒有外套
穿上由卵磷脂與載脂蛋白所形成的外套
沒有外套，就不能夠在血液中移動
血液中

膽固醇不能夠在血液中單獨的移動。因為血液是水，而膽固醇是油，水和油不能夠混合，所以不能夠進入血液之中。而卵磷脂扮演著讓水和油混合的乳化劑的角色。因此，膽固醇要和卵磷脂附著，才能夠在血液中移動。

成份膽鹼。

換言之，從蛋黃中攝取膽鹼，能夠增加好的HDL，預防動脈硬化。

藉由何種作用預防痴呆？

腦的學習與記憶需要神經傳遞質乙醯膽鹼。

腦神經組織細胞前端的突觸會釋出乙醯膽鹼，藉此將信息傳達到其他的神經組織細胞。

乙醯膽鹼的原料就是膽鹼。在所有食品當中，蛋黃的膽鹼含量最多，所以經由蛋黃補充膽鹼，就能預防痴呆。

同樣含有膽鹼的就是大豆的卵磷脂，但是能夠送達到腦的營養素要經過檢查的關卡，而大豆的卵磷脂無法通過這道關卡。但是蛋黃的膽鹼卻容易通過關卡，所以可以利用。

此外，膽鹼和維他命B_{12}搭配利用，更能提升效果。

與維他命B_{12}搭配更能提升力量

維他命B_{12}含量較多的食品	
牛肝	26.4μg
雞肝	22.2μg
牡蠣	19.7μg
秋刀魚	17.7μg
蛤仔	15.7μg
姥蛤	14.3μg

※ 1000μg 相當於 1mg

怎麼攝取比較好？

蛋含有很多的膽固醇，但是並沒有很多會在體內促進膽固醇合成的脂肪酸。可是，料理所用的油脂類卻會造成影響，一定要注意（參照左圖）。

只要在料理法下工夫，就不需要對於蛋敬而遠之了。

蛋不要和動物性脂肪一起調理

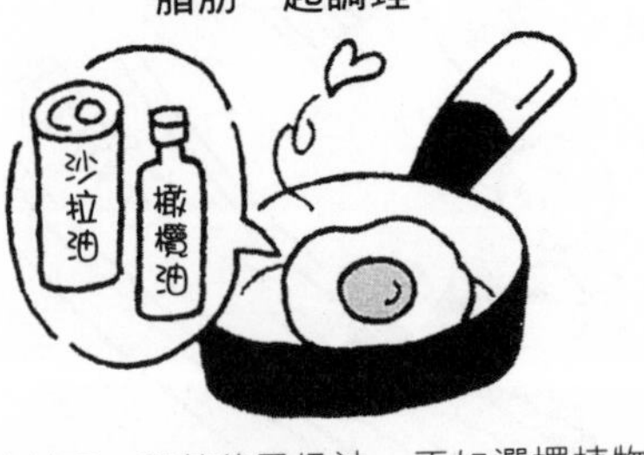

蛋的料理，與其使用奶油，不如選擇植物性油脂的橄欖油或沙拉油，可以防止在體內合成多餘的膽固醇。

攝取多少比較好？

經由食物攝取的膽固醇，不見得會使血中的膽固醇上升。

如果不是經由醫師指導要攝取限制膽固醇的飲食，那麼一天吃兩個蛋沒問題。以往不吃蛋的人，為了預防痴呆，最好養成吃蛋的習慣。

1 天吃 1 個沒有問題

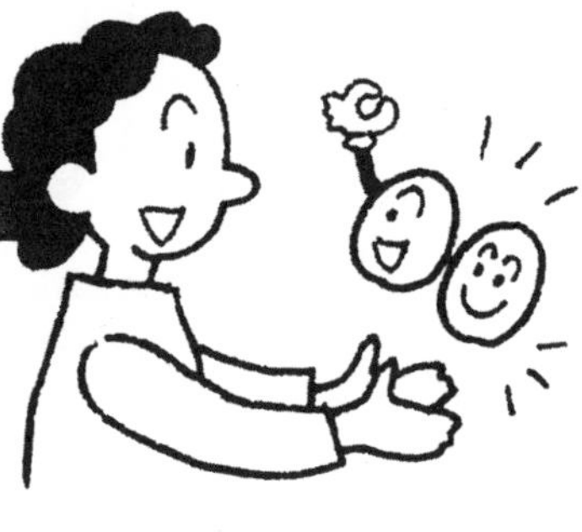

只要不是 1 天吃 5 個，就沒什麼問題。

蛋黃具有何種效能？

蛋黃的主要作用

☺表示有益於腦的作用

- ☺ 增加好膽固醇
- ☺ 防止動脈硬化
- ☺ 提高記憶力
- ☺ 預防痴呆
- 提高肝功能
- 增加對感染症的抵抗力
- 滋養強壯作用
- 抑制癌症的轉移

建議的簡單菜單

——烤蛋——

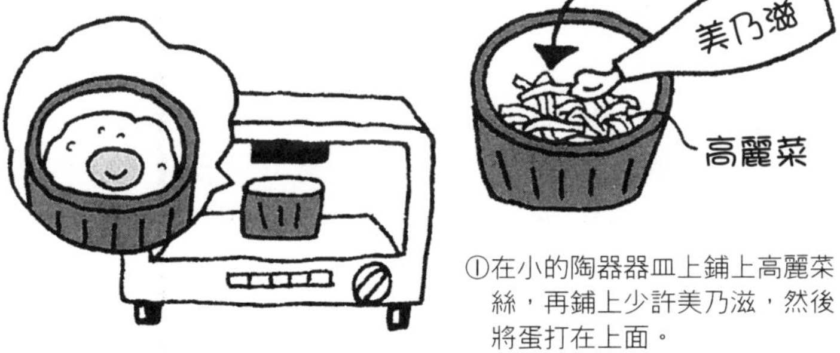

①在小的陶器器皿上鋪上高麗菜絲，再鋪上少許美乃滋，然後將蛋打在上面。

②用烤箱烤 7～10 分鐘，烤到蛋白好像荷包蛋似的凝固即可。

食品篇

10 蒜

氣味的根源能夠強化血管，使血液清澈

根據美國國立癌症研究中心發表的抗癌食品當中，防癌效果最大的是蒜。因為蒜具有強大的抗氧化作用，而抗氧化作用能夠有效的預防動脈硬化，同時有助於維持強韌的血管。

蒜的何種成份有效？

蒜的特徵就在於它強烈的氣味，而抗氧化作用及降低膽固醇的作用，也在於氣味成份和辣味成份。這些成份包括蒜素以及蒜素分解後所形成的含硫氨基酸。

此外，也能夠預防血栓形成，有效的預防腦的老化。

藉由何種成份降低膽固醇？

在我們體內的膽固醇，有從食物攝取而來的，以及在肝臟合成的。

一般而言，如果從食物中攝取大量的膽固醇，就可以抑制在肝臟的膽固醇合成，藉此維持體內膽固醇量的穩定。

但是由食物中的攝取量和在肝臟合成的量，兩者的平衡混亂時，就會導致膽固醇過多。

蒜的氣味成份能夠抑制會促進在肝臟合成膽固醇的酵素的作用，因此具有降膽固醇的作用。

此外，也有減少血中壞膽固醇的作用。藉著這個作用，可以降低體內多餘的膽固醇。

資料證明一切

左頁上圖是美國北卡羅萊納大學和波昂大學的共同研究的資料。

蒜造成的膽固醇值的變化

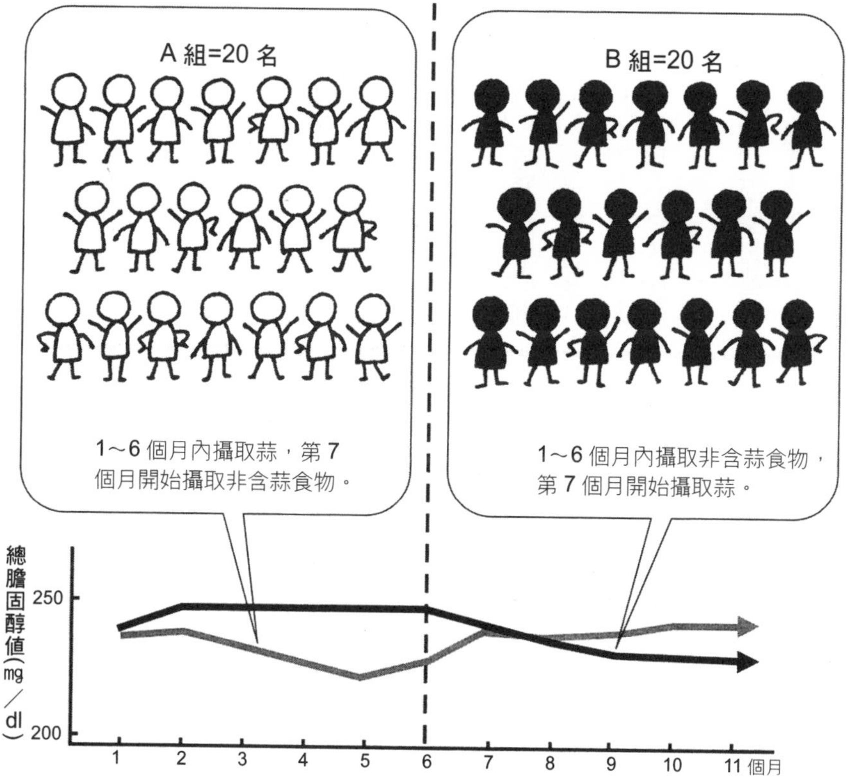

實驗分為A組和B組，各有20名，持續半年攝取蒜以及非含蒜的食品。

最初半年A組吃蒜，接下來的半年則吃非含蒜食物。吃蒜期間，總膽固醇值明顯降低。B組以相反的順序來攝取蒜，在吃蒜期間，總膽固醇值下降。

藉由何種作用防止血栓、降低血壓？

黏稠血液最可怕的就是會形成血栓，會阻塞腦或心臟的血管。而蒜中含有不容易形成血栓的成份。蒜的氣味蒜素對於血小板產生作用，具有使血液不會凝固的效能。

此外，蒜的麥角黏蛋白成

份具有使血管擴張、促進血液循環的作用。要擴張收縮的血管，高血壓的人可以使用。

具有預防血栓、降壓作用的蒜，的確具有改善黏稠血液或脆弱血管的效果。

藉由何種作用預防老化？

蒜具有能夠使腦恢復健康活力的作用。

用老鼠做實驗發現，以混入成熟蒜精的飼料餵食老鼠，能夠抑制老鼠的老化，毛排列整齊，不容易脫毛，而且容易長壽。

此外，關於記憶學習能力測試，攝取成熟蒜精的老鼠能夠抑制老化，而且提高學習能力。

因為腎上腺素或新腎上腺素的分泌順暢，提高脂肪的燃燒，提高熱量的活用度，所以能夠預防老化。

怎麼攝取比較好？

吃蒜的方法最好的就是使其成份成熟。成熟的成份比生蒜更為穩定，能夠有效的發揮作用。可以用蜂蜜、醋、味噌或醬油浸泡。

生吃的作用太強，容易吃壞肚子，最好煮熟以後再吃。

蒜要用火煮熟

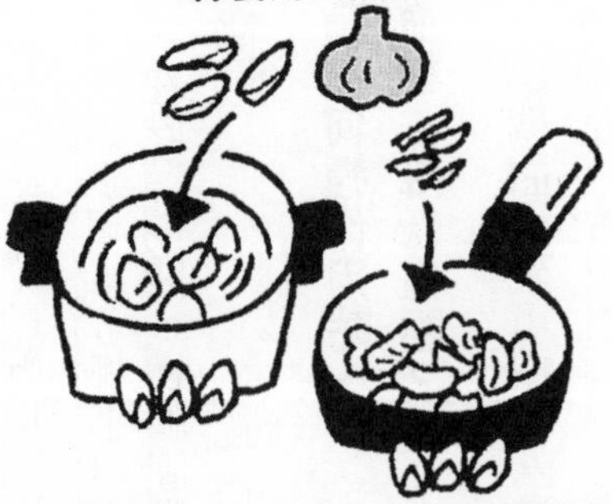

生吃的氣味太強，平常吃的時候最好用火煮熟。

攝取多少比較好？

平常不吃蒜的人，吃太多會腹瀉，所以一次不要吃太多。一天1～2片，長時間持續攝取就有效。

此外，要避免空腹時食用，最好在晚餐時攝取，以免增加胃腸的負擔。

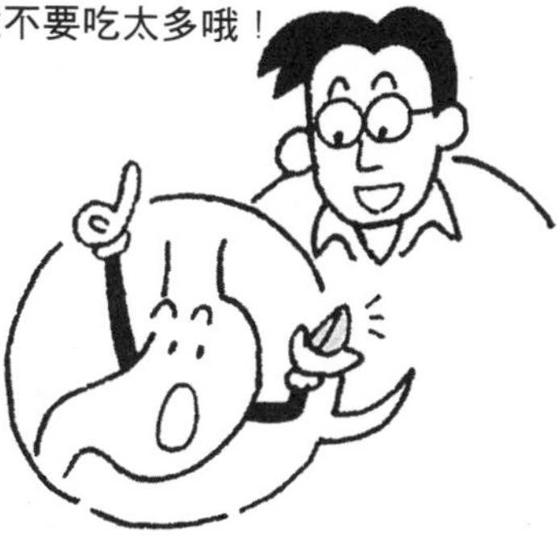

一次吃太多容易腹瀉。不可以因爲對身體很好就吃太多。

蒜具有何種效能？

蒜的主要作用

☺表示有益於腦的作用

- ☺ 降低膽固醇
- ☺ 防止動脈硬化
- ☺ 防止血栓形成
- ☺ 防止老化
- ☺ 提高新陳代謝
- 預防食物中毒
- 殺菌・抗菌作用
- 消除疲勞・增強精力
- 防癌、抑制癌症的進行

建議的簡單菜單

——炸蒜粒——

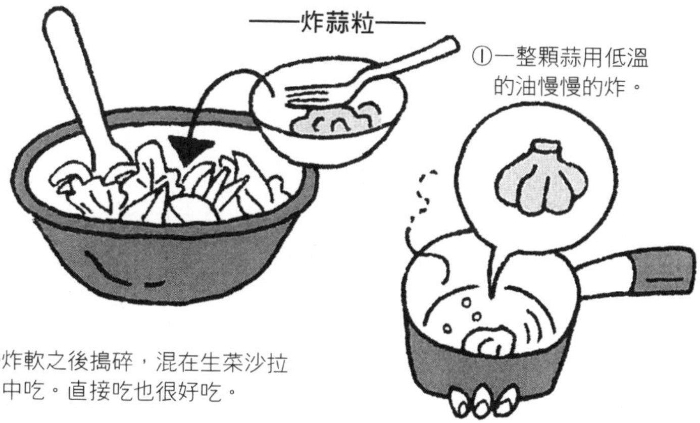

①一整顆蒜用低溫的油慢慢的炸。

②炸軟之後搗碎，混在生菜沙拉中吃。直接吃也很好吃。

食品篇

11 洋蔥

能夠降血糖及膽固醇的多效能的蔬菜

洋蔥的效能相當多。不論是對於黏稠血液、脆弱血管都有效，其效用堪稱蔬菜界的超級巨星。

洋蔥的何種成份有效？

洋蔥的有效成份有2種。一種是槲皮黃酮，這是洋蔥黃色色素成份，藉著抗氧化作用，能夠防止動脈硬化。

另一種就是辣味成份硫化合物硫化丙烯。

依料理法的不同，能夠降血糖值、降三酸甘油脂或降膽固醇。

藉由何種作用預防動脈硬化？

洋蔥黃色色素中所含的槲皮黃酮是一種多酚。

多酚具有抗氧化作用，能夠抑制血中膽固醇的氧化，防止細胞老化，藉此預防動脈硬化，槲皮黃酮也具有同樣的作用。

從左頁圖表可知，槲皮黃酮能夠抑制血漿中過氧化脂質的增加，藉此防止氧化。

如前所述，抑制氧化就能夠避免血液中的LDL膽固醇沈積於血管壁，如此一來就可以預防動脈硬化。

洋蔥的槲皮黃酮具有特殊的效果，即螯合作用。

螯合作用，就是能夠滲入體內銅等金屬離子當中，使其無法沈積，能夠促進金屬排泄的作用。

這個作用對於抑制氧化而言非常重要，因此也能夠藉著相輔相成的效果，提高洋蔥的抗氧化作用。

而另外一個實驗也確認槲皮黃酮能夠抑制脂肪吸收，同時促進脂肪排出。

藉著這個作用，多餘的脂肪不會被吸收，能夠有效減肥，同時也有助於降低膽固醇。

除了洋蔥之外，在蘆筍、花椰菜、萵苣中也具有槲皮黃酮，不過含量當然是洋蔥最多。

此外，不管是生吃、煮來吃或炒來吃，槲皮黃酮的效果幾乎不變。

不需要選擇料理法就能夠得到效果，這就是槲皮黃酮的特徵。

資料證明一切

洋蔥的槲皮黃酮能抑制氧化

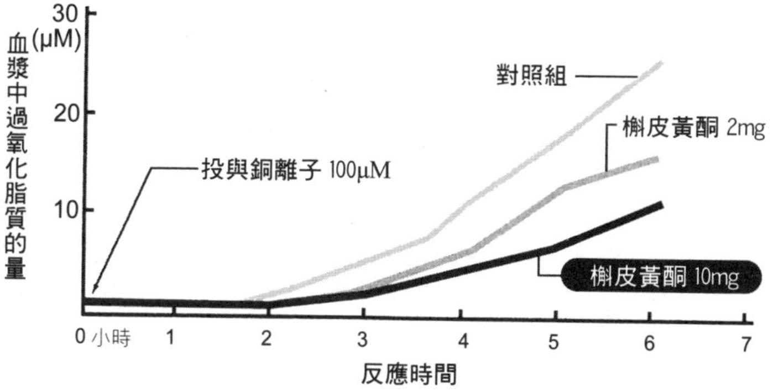

上面的圖表是投與2㎎槲皮黃酮和10㎎槲皮黃酮的老鼠，以及未投與任何東西（對照組）的血漿中過氧化脂質合成量的調查表。

與銅離子反應，使活性氧發生，到底會增加多少過氧化脂質呢？在調查時發現，如果沒有給予槲皮黃酮，經過一段時間，過氧化脂質會增加，而投與槲皮黃酮的老鼠，依槲皮黃酮的濃度不同，量也會有所差距，但是很明顯的能夠抑制過氧化脂質的合成。

槲皮黃酮能夠抑制氧化，使得過氧化脂質無法增加，這就是洋蔥所具有的抗氧化作用。

藉由何種作用降低血糖值？

洋蔥的成份中能有效降低血糖值的，就是硫化丙烯辣味成份。

硫化丙烯能促進血液中的葡萄糖代謝，降低血糖值。硫化丙烯在生的洋蔥中含量較多，如果要降低血糖值，則可以生吃洋蔥。

如果用火煮熟，硫化丙烯會變化成不同的成份，但是也具有非常好的效用。

如果稍微炒過，會變成三硫化物成份。如果煮久一點，就會變成亞硫酰雙磺成份。這些都具有降低三酸甘油脂和膽固醇的作用，也具有降血壓作用。

不管怎麼吃，都能使血液清澈，具有保護強韌血管的效果。

怎麼攝取比較好？

洋蔥依吃法的不同，效果也不同，得到效果的重點如下：

●降血糖要生吃

如果想要降血糖值，就要生吃洋蔥。切洋蔥時，要注意硫化丙烯成份可能會產生變化。盡量不要弄壞細胞，最好縱向的切，不可以剁得太細。重點是切成大塊，而且嚴禁泡在水中。

●降低三酸甘油脂和膽固醇要加熱

如果要攝取大量的三硫化物，就必須加熱。在常溫下，三硫化物大概在一小時後就會產生變化。要攝取大量三硫化物，就必須要剁碎，擱置一會兒，然後再加熱料理（參照左圖）。

加熱料理時，三硫化物會溶到煮汁中，所以連煮汁一起吃很重要。

不要放太多的鹽或糖，口

要加熱料理時，在 15 分鐘前先剁碎

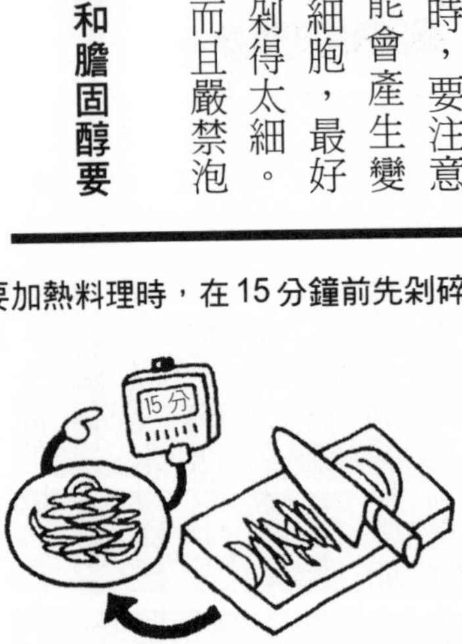

在剁碎之後擱置 15 分鐘。如果超過 1 小時，三硫化物會減少，一定要注意。

味淡一點比較好。

攝取多少比較好?

為了降低血糖值、降低膽固醇或三酸甘油脂，一天吃50g的洋蔥有效。

大約是4分之1個份，是毫不勉強就能夠攝取的量。

實在沒有辦法吃洋蔥的人，可以吃洋蔥濃縮萃取劑健康食品。

洋蔥具有何種效能?

洋蔥的主要作用

☺表示有益於腦的作用

- ☺ 降低膽固醇、三酸甘油脂
- ☺ 降低血糖值
- ☺ 防止動脈硬化
- ☺ 使血液清澈
- ☺ 抗氧化作用
- 提高抵抗力
- 消除疲勞・增進食慾
- 防癌

建議的簡單菜單

——洋蔥番茄菜湯——

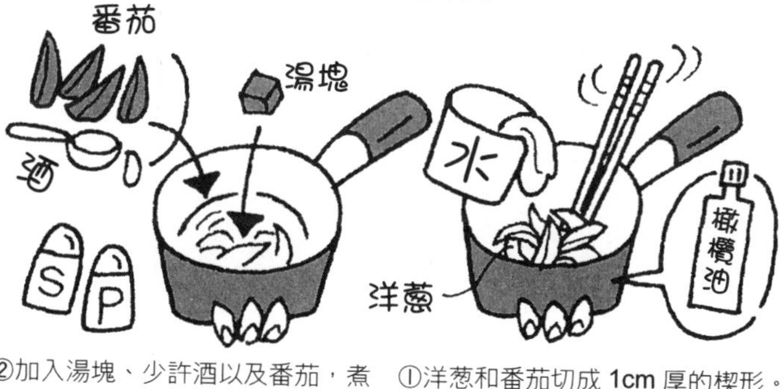

①洋蔥和番茄切成1cm厚的楔形。洋蔥用橄欖油略炒，加水煮。

②加入湯塊、少許酒以及番茄，煮軟為止。用鹽和胡椒調成淡味。

食品篇

12 橄欖油

降低壞膽固醇

現在橄欖油被視為料理用的油，但是卻因為獨特的香氣而使得中高年齡層敬而遠之。可是橄欖油所具有的效用，反而是適合中高年齡層使用的料理油。

橄欖油的何種成份有效？

如左頁表所示，橄欖油是不飽和脂肪酸之一。一般而言，不飽和脂肪酸能夠降低壞的LDL膽固醇，但攝取過多時，也會減少好的HDL膽固醇。

但是在不飽和脂肪酸當中分類為油酸的橄欖油，不會降低HDL膽固醇。

藉由何種作用降低壞膽固醇？

詳細構造不明，但是可能是當膽固醇存在於血中時，會和脂肪酸結合。而膽固醇和油酸結合時，就可以成為膽汁酸而被體內利用。

如果要大量製造膽汁酸，就必須消耗掉膽汁酸的材料膽固醇。

使用掉血中的膽固醇，就可以防止多餘的膽固醇在肝臟積存，結果就能夠降低膽固醇。

此外，油酸很耐加熱料理，不容易氧化，也就是不容易形成過氧化脂質，能夠保護身體免於氧化之害。所以不論是生吃橄欖油或加熱食用，對身體都很好。

脂肪酸的種類與特徵

脂肪酸

飽和脂肪酸 ※能夠在體內合成

肉或乳製品的脂肪中含量較多。具有成為膽固醇材料的重要作用，但是增加過多時，會成為動脈硬化的原因。

不飽和脂肪酸

在魚或植物性的脂肪中較多。容易和其他的分子或離子結合，因此會與膽固醇附著在一起，降低膽固醇。

單元不飽和脂肪酸 ※無法在體內合成

結合部分只有一個的脂肪酸。與體內的膽固醇結合，就能降低多餘的膽固醇。

油酸

n-9 系列的不飽和脂肪酸。橄欖油、葵花油、菜籽油等屬之。

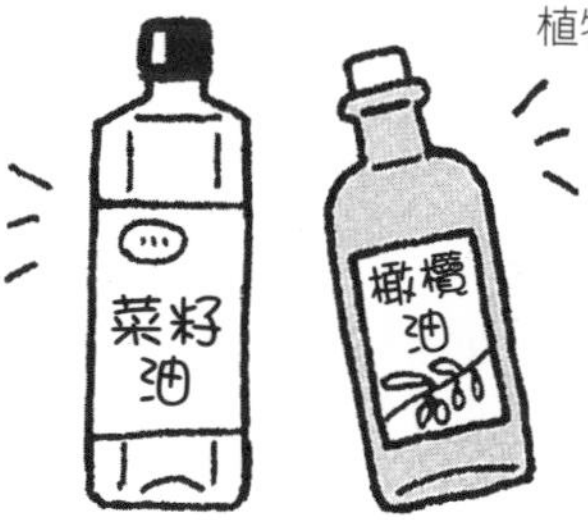

多元不飽和脂肪酸 ※無法在體內合成

會和其他的分子或離子結合的部分有 2 個以上。容易和體內的膽固醇結合，具有強大的降低膽固醇作用。植物油、EPA、DHA 等魚油等屬之。

n-3 系（Ω3 系）

α-亞麻酸

多元不飽和脂肪酸的一種。具有在體內合成 DHA、EPA 的作用。能夠防止亞油酸攝取過多造成的害處。但是不耐氧化，最好生食。

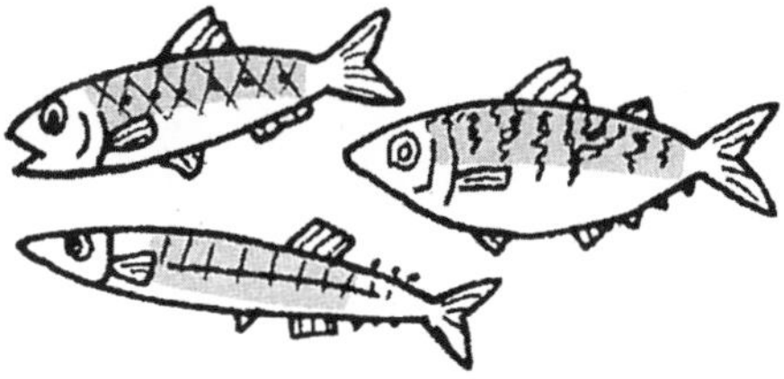

n-6 系（Ω6 系）

植物油的亞油酸

具有降低血中膽固醇的作用，但是攝取過多也會使得好的 HDL 膽固醇降低。

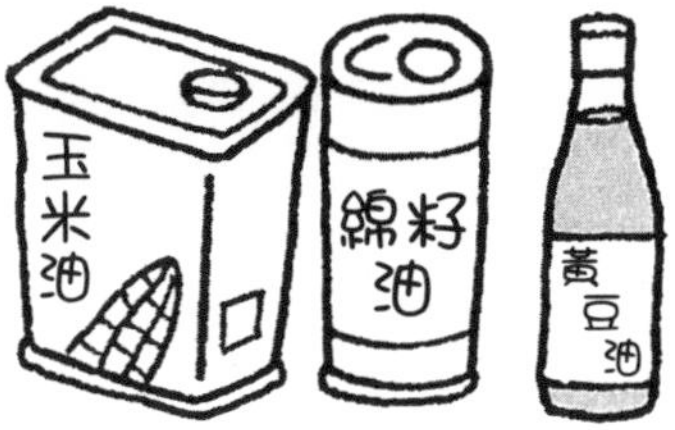

藉由何種作用防止老化？

促進老化的重要原因之一就是自由基。

生物體細胞膜存在著磷脂質的一種成份不飽和脂肪酸。這種物質具有容易被自由基氧化的弱點，因此要保護這種物質免於被氧化。抗氧化維他命維他命E會在細胞膜待命，防止細胞膜被自由基氧化。

橄欖油中含有豐富的維他命E，能夠保護身體免於自由基之害，防止老化。強韌血管的基本，就是強健的細胞，因此維他命E相當有效。

藉由何種作用使得血管強韌？

能夠防止自由基之害、對於血管強韌有效的不只是維他命E。橄欖油中還含有其他很好的成份。

橄欖油是從橄欖果實中榨取的植物油，因此含有大量的多酚。

多酚是來自於植物的成份，原本是植物細胞本身避免氧化的成份，對人體也有同樣的效果。

橄欖油藉著多酚所具有的抗氧化作用，防止動脈硬化，維持強韌的血管。

怎麼攝取比較好？

橄欖油不論生吃或加熱都無妨，但加熱時要選擇原油，耐熱、耐氧化，而且油酸的含量比較多。

如左所示，橄欖油因製法、等級的不同，有不同的種類，最好分別來使用。

橄欖油的種類

●原油
頭一道榨取出來、未經加熱處理的油，殘留最多有效成份，適合生食。

●精製油
將第二道油精製而成的製品。與原油相比，風味及成份稍差。

●純橄欖油
將精製油和原油混合而成的油，適合做爲料理油使用。

攝取多少比較好？

不能因為對身體很好就大量攝取，畢竟橄欖油是脂肪，所以不能攝取過多。脂肪適量為1天攝取熱量的20～25%以下，而除了橄欖油之外，還可能攝取其他的脂肪，這一點也要考慮。只要將料理油改為橄欖油就夠了。

基本上是脂肪，
不可以攝取過多。

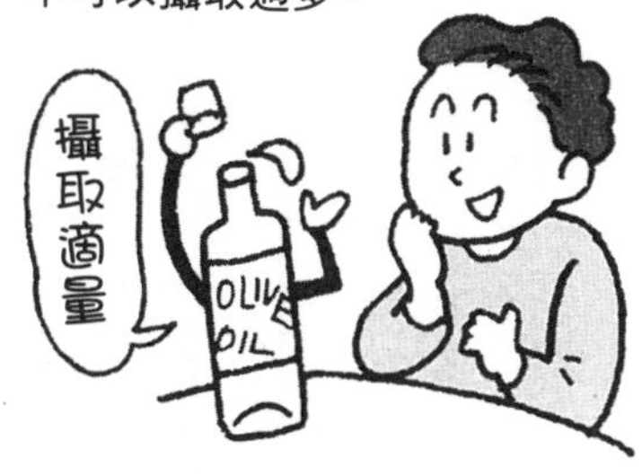
攝取適量
OLIVE OIL

橄欖油含有很多脂肪，攝取過多會導致肥胖，反而有害。

橄欖油具有何種效能？

橄欖油的主要作用

☺表示有益於腦的作用

- ☺ 降低壞膽固醇
- ☺ 防止動脈硬化
- ☺ 抗氧化作用
- ☺ 防止老化
- ☺ 促進末梢血管的血液循環
- ☺ 預防心臟病
- 抑制胃酸過多
- 預防及改善便秘
- 防癌

建議的簡單菜單

——血液清澈飲料——

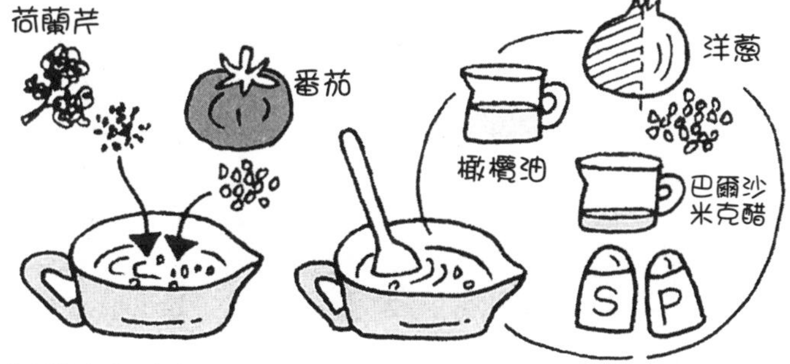
荷蘭芹
番茄
洋蔥
橄欖油
巴爾沙米克醋
S
P

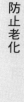

也可以加入剁碎的荷蘭芹或番茄。

橄欖油與巴爾沙米克醋以2：1的比例混合，再加入半個剁碎的洋蔥，用鹽、胡椒粉調味。

食品篇

13 花枝・章魚・牡蠣

降血壓、預防腦中風

國人喜歡魚貝類，一整年都可以吃到花枝和章魚，而牡蠣則是在冬令時節登場的食材。

以前這些魚貝類被認為含有很多膽固醇，但是近年來發現，魚貝類中所含的營養素和礦物質能夠使得血液清澈。

花枝、章魚、牡蠣的何種成份有效？

花枝、章魚、牡蠣等魚貝類中，值得注意的營養成份就是牛磺酸。一些營養口服液的廣告，就經常提到這個名稱。

牛磺酸能夠使血液清澈，並且維持強韌的血管。

此外，牡蠣中含量較多的微量元素鋅也不容易忽略。

藉由何種作用降低血壓？

使血壓上升的原因，是交感神經與副交感神經所構成的自律神經當中的交感神經造成的。

交感神經受到刺激時，藉著荷爾蒙的作用，血管收縮，血壓上升。如前所述，血壓持續較高的狀態，血管持續承受強大的壓力，就會促進動脈硬化。

刺激交感神經的要因包括鹽分和壓力等。高血壓的人要控制鹽分的攝取量、減輕壓力。這是為了避免對交感神經造成過度的刺激。

牛磺酸能夠抑制使血壓上升的交感神經的作用，具有降血壓的效果。

無法減鹽的人，或是壓力太大、強烈感到疲勞的人，攝取牛磺酸就可以巧妙的控制血壓。

因為壓力而血壓較高的人，可以使用牛磺酸

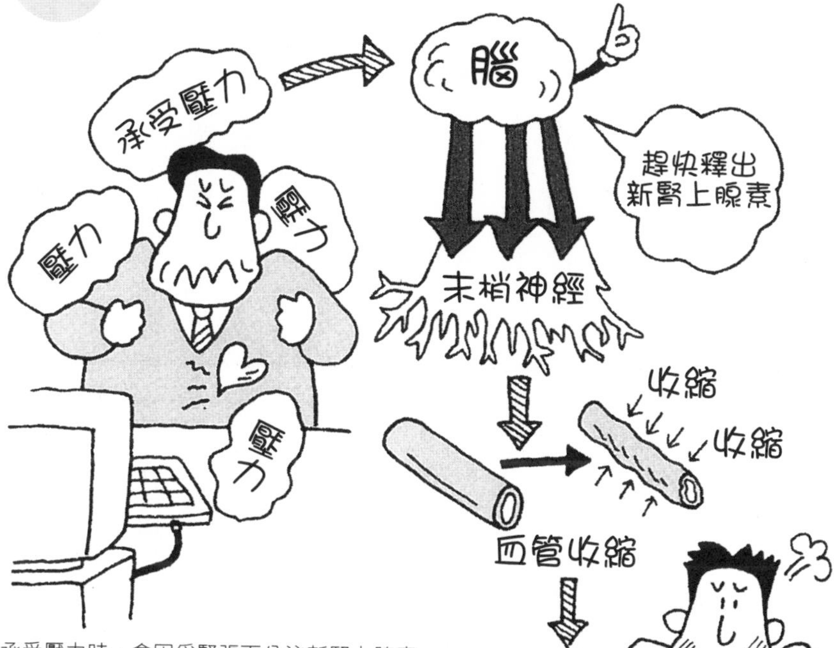

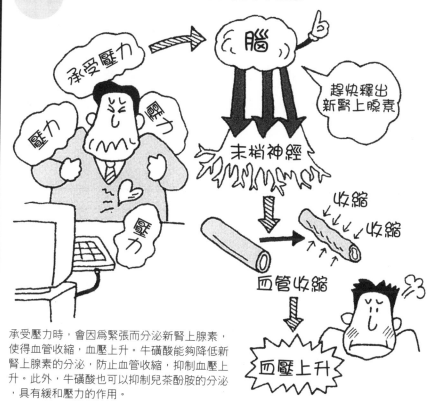

承受壓力時，會因為緊張而分泌新腎上腺素，使得血管收縮，血壓上升。牛磺酸能夠降低新腎上腺素的分泌，防止血管收縮，抑制血壓上升。此外，牛磺酸也可以抑制兒茶酚胺的分泌，具有緩和壓力的作用。

藉由何種作用保護心臟？

牛磺酸不僅具有降血壓作用，同時也具有強化心臟的作用。

有一種腦梗塞的情形是，在心臟形成的血栓隨著血液循環流到腦血管而造成血管阻塞，也就是「心原性腦梗塞」因此預防腦中風的同時，預防心臟病也很重要。

牛磺酸能夠提高心臟的收縮力，增加由心臟送出的血液量，這是因為牛磺酸具有調整心肌功能的作用。

藉著這個作用，可以預防及改善心律不整或心衰竭等。

藉由何種作用降低膽固醇或血糖值？

膽固醇在肝臟會分解為膽汁酸，而這時膽汁酸與牛磺酸結合，成為牛磺酸混合體。牛磺酸混合體由小腸排泄掉，而排泄掉時，為了合成膽汁酸，就必須消耗掉膽汁酸的材料膽固醇，如此一來就可以減少體內堆積的膽固醇。

此外，牛磺酸也具有將蓄積在肝臟的三酸甘油脂排出的作用，有助於預防及改善脂肪肝。

詳細構造不明，但是牛磺酸具有降血糖值作用，是糖尿病患者可以使用的營養成份。

藉由何種作用降低血糖值？

鋅是現代人容易缺乏的礦物質之一。對於掌管味覺的器官而言，是不可或缺的礦物質。此外，還具有重要的作用，亦即它是胰島素的構成成份。

胰島素是要利用血中葡萄糖不可或缺的荷爾蒙。胰島素功能不良時，無法處理葡萄糖，血糖值會上升。血糖值升高時，尿中就會排泄大量的鋅。因此血糖值愈高的人，愈需要好好補充胰島素的成份鋅。

怎麼攝取比較好？

要補充牛磺酸或鋅，生吃或煮熟都無妨，但是煮熟時有效成份會溶到煮汁當中，所以要連煮汁一起吃。

因為是為了降低血壓或血糖值而吃這些食品，所以鹽分和糖分不可以攝取太多，要將口味調淡一點。

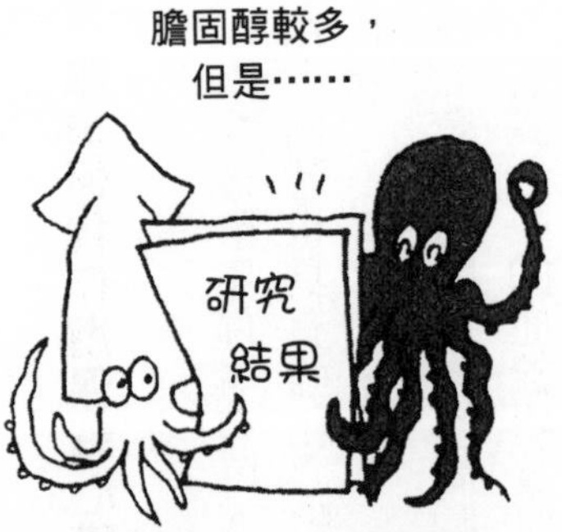

牛磺酸含量豐富，超過膽固醇的含量，所以不用擔心，可以安心的吃。

攝取多少比較好？

因為無法大量攝取，所以在一週的菜單裡，有一半可以使用魚。當令季節的牡蠣，營養素豐富，所以在當令季節時要多吃。

除了花枝、章魚、牡蠣之外，在蟹、蛤仔、鮪魚中也含有牛磺酸，可以巧妙的加以組合來吃。

除了花枝、章魚，還可以搭配其他海鮮

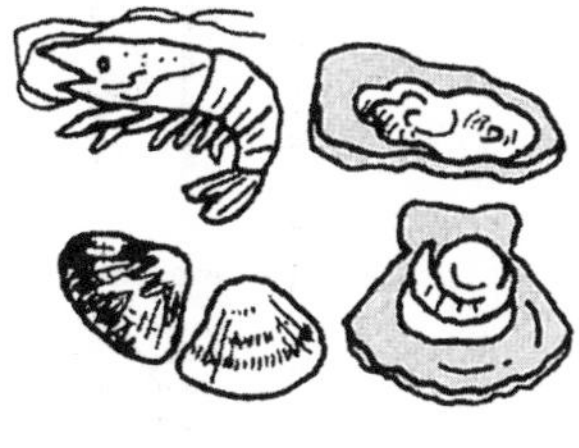

蠑螺、小魚乾、海扇、松葉蟹，以及鮪魚、鯖魚帶血肉的部分含有很多的牛磺酸。

花枝・章魚・牡蠣具有何種效能？

花枝・章魚・牡蠣的主要作用

☺表示有益於腦的作用

- ☺ 降血壓
- ☺ 降低膽固醇
- ☺ 防止動脈硬化
- ☺ 預防腦中風
- ☺ 預防心臟病
- ☺ 降低血糖值
- ☺ 預防及改善糖尿病
- 增進肝功能
- 防止酒的害處

建議的簡單菜單

——醋漬海鮮——

用橄欖油、巴爾沙米克醋調味海鮮，加入鹽、胡椒粉調味。不喜歡酸味的人，可以加入少許蜂蜜。

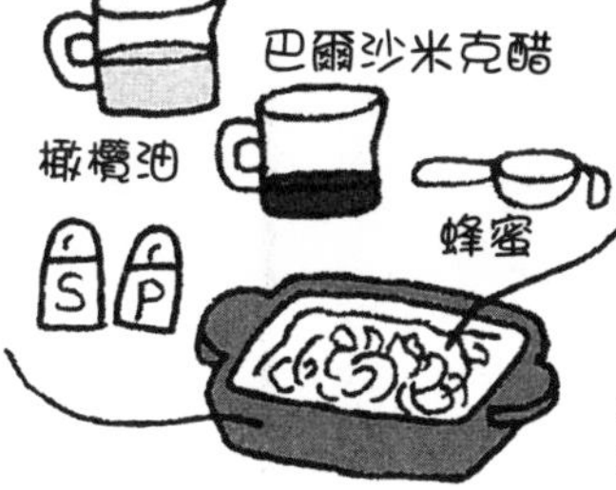
巴爾沙米克醋
橄欖油
蜂蜜
S
P

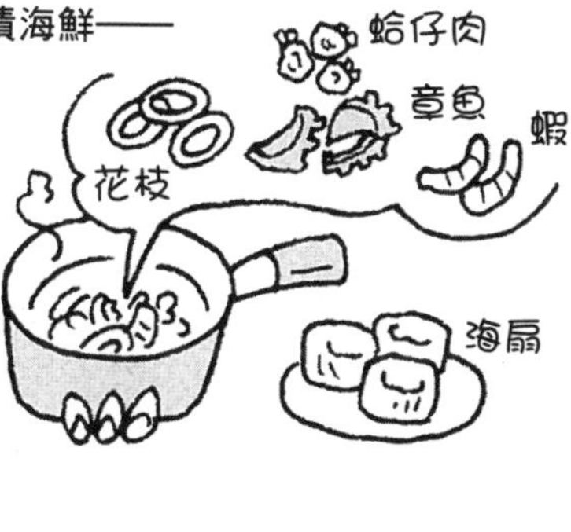
蛤仔肉
章魚
蝦
花枝
海扇

蛤仔肉、章魚、蝦先煮過，擱置待用。花枝和海扇如果新鮮，可以生吃。

食品篇

14 堅果類

富含幫助抗氧化作用及預防痴呆的成份

花生、杏仁、核桃等堅果類為高熱量、脂肪較多的食品，因此中高年齡的人會敬而遠之。

但是這些堅果類中，大家所熟知的花生具有極佳的效能，而其他的堅果類也有建議使用的成份。

堅果類的何種成份有效？

花生、杏仁、核桃中含量較多的是維他命E。

大家都知道，這是抗氧化維他命，而β-胡蘿蔔素也是不容忽視的成份。

此外，能夠防止痴呆的卵磷脂，在堅果類中含量也很豐富。

值得注意的是，花生的澀皮中所含的多酚白藜蘆醇。

白藜蘆醇具有強大的抗氧化作用，能夠降低膽固醇，預防動脈硬化，使得血液清澈，因此能夠有效的預防腦中風或心臟病。

藉由何種作用防止氧化？

堅果類中含量較多的維他命E或β-胡蘿蔔素，都是抗氧化維他命。

因為自由基而沈積於細胞或血管的膽固醇，為了避免氧化，可以利用這些維他命來代替。

藉著這個作用，就能預防動脈硬化，減少壞膽固醇，保持清澈的血液以及強韌的血管。

此外，堅果類的脂肪是單元不飽和脂肪酸，油酸含量較多，有助於降低壞膽固醇。

藉由何種作用使血液清澈？

堅果類當中具有強力抗氧化作用的是花生，並不是果實，而是淡褐色的澀皮中含有大量的多酚白藜蘆醇。

白藜蘆醇比起紅葡萄酒中所含的多酚花色苷，具有更強大的抗氧化作用。

一般而言，多酚是澀味或色素中含量較多的成份，而花生淡褐色的皮具有褐色色素及皮的澀味。兩種抗氧化物質合起來，就能產生強大的抗氧化作用。

藉著這個強大的抗氧化作用，能夠抑制膽固醇的氧化，防止動脈硬化，維持強韌的血管。根據美國哈佛大學的研究，吃花生有助於預防心肌梗塞等心臟病。

白藜蘆醇存在於花生的薄皮內，因此要盡量吃花生的薄皮。在花生上市的季節，如果有生的花生，最好連皮一起煮來吃。

堅果類的維他命 E 含量

（100g 中）

杏仁	29.6mg
榛果	19.0mg
葵瓜子	12.6mg
松子	13.5mg
花生	11.4mg
巴西果	5.7mg
杏仁果	4.0mg
核桃	3.6mg

——吃花生要連皮一起吃——

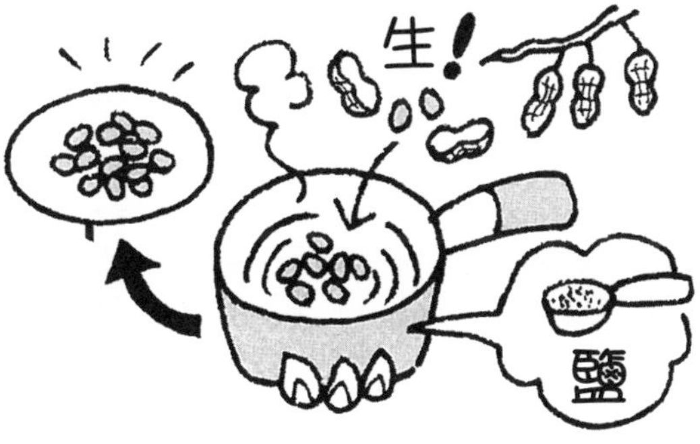

生的花生加上淡淡的鹽味，連澀皮一起煮來吃。

藉由何種作用防止痴呆？

覺得很容易健忘或是想要防止痴呆的時候，一定要攝取的營養素就是卵磷脂。

腦神經組織細胞，由突觸部分釋放出神經傳遞質乙醯膽鹼，將信息傳達到神經組織細胞，而乙醯膽鹼的材料就是卵磷脂。

花生等堅果類的脂肪中，含有很多磷脂質，其中就有卵磷脂。

大量攝取卵磷脂，就能夠製造乙醯膽鹼，使得信息傳達順暢，結果就能提高記憶力，預防痴呆。

也就是說，花生不僅能使血液清澈，同時能夠有效的預防痴呆。其他堅果類中也含有卵磷脂，所以各種堅果每天要攝取一些。

防止健忘需要卵磷脂

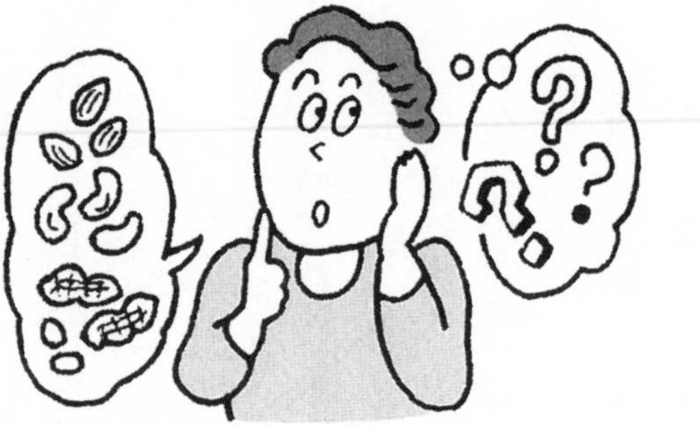

卵磷脂除了堅果類之外，在蛋黃及大豆中含量也很多，要充分補充才能防止健忘。

怎麼攝取比較好？

很多堅果類會炸過，如果經常吃，則要注意以下幾點。

首先要選擇新鮮的堅果，因為堅果炸過之後，老舊的堅果會氧化，一旦氧化，反而有害。

購買時不要買量販包，最好買一週內就能吃完的量。

此外，最好選沒有調味的堅果，堅果太鹹會導致鹽分攝取過多。

攝取多少比較好？

堅果類含有豐富的脂肪，一次不要吃多。幾顆堅果就等於一碗飯的熱量。可以把一次的量放到器皿中，就可以防止吃得太多。

例如，花生為20～30顆，杏仁為5～8顆。要是吃得太多，則在用餐時就要調節這一部分的熱量。

此外，因為不容易消化，所以一定要充分咀嚼。

堅果類具有何種效能？

堅果類的主要作用

☺表示有益於腦的作用

- ☺ 抗氧化作用
- ☺ 降低膽固醇
- ☺ 防止動脈硬化
- ☺ 防止健忘、痴呆
- ☺ 預防心臟病
- ☺ 促進末梢血管的血液循環
- 提高醣類或脂質的代謝
- 幫助酒精分解代謝

建議的簡單菜單

——堅果沙拉——

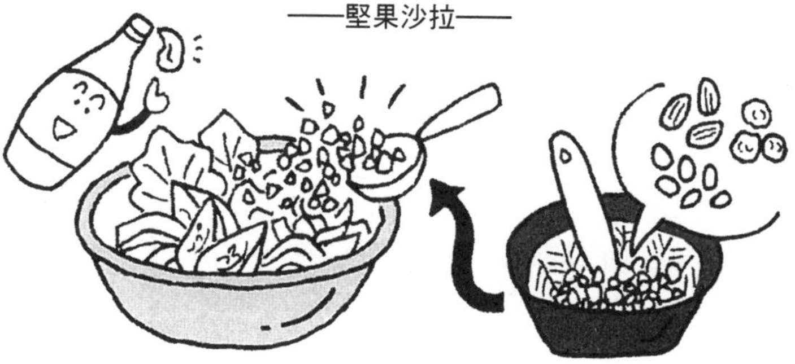

杏仁、核桃、花生用研缽或菜刀碾碎成粗顆粒。

碾碎的堅果類與生菜沙拉一起調拌，但是調味醬和美乃滋的用量要減少。

食品篇

15 乳製品

鈣質和鉀能夠降血壓

牛奶、優格或乳酪等乳製品營養價值很高，而且是能夠攝取到大量鈣質的食品。

不僅如此，也能夠使得血液清澈。

乳製品的何種成份有效？

首先最重要的就是鈣質。

其次不可以忘記的就是鉀。這些對控制血壓而言都非常重要。

此外，優格的乳酸菌也有降低膽固醇的作用。

藉由何種作用降低血壓？

血壓上升與鹽分有關，也就是與鈉有關。血液中的鈉增加過多時，為了調整血液濃度，水分被吸入血管內，血液量增加，而血液量增加時，如果不加諸強大壓力，心臟就無法送出血液，結果就會使血壓升高。

多餘的鈉一定要排出體外，這時就需要鉀。

補充鈣也可以預防高血壓。血中的鈣經常保持一定的量，缺乏時就必須溶出骨骼中的鈣。但是這時分泌的荷爾蒙會使鈣進入肌肉細胞內。

從骨中溶出的鈣，如果只是補充不足的部分，當然沒有問題，但是量太多時，多餘的鈣會大量進入肌肉細胞內。

肌肉細胞因為鈣而收縮，造成血管收縮，血壓上升，所以為了避免鈣的缺乏，或是從骨中溶出多餘的鈣，就必須從食物中攝取足夠的鈣。

怎麼攝取比較好？

不喜歡喝牛奶的人，可以將牛奶放入咖啡或紅茶裡，或是在料理時使用牛奶。優格可以加入咖哩，用來做生菜沙拉，這樣就可以吃很多。一旦加熱，會損害乳酸菌，所以盡量不要加熱。

攝取多少比較好？

牛奶一天至少需要200ml。如果擔心脂肪，可以選擇低脂牛奶。優格和牛奶應該攝取同樣的量。

乳製品具有何種效能？

乳製品的主要作用

☺表示有益於腦的作用

- ☺降血壓
- ☺降膽固醇
- ☺防止動脈硬化
- ☺鎮定焦慮
- 強健骨骼
- 提高身體的抵抗力
- 增加腸內益菌
- 防癌

建議的簡單菜單

——黃豆粉優格——

如果想吃甜味，則可以加入少量的
蜂蜜或果糖，加上黑蜜就更好吃了。

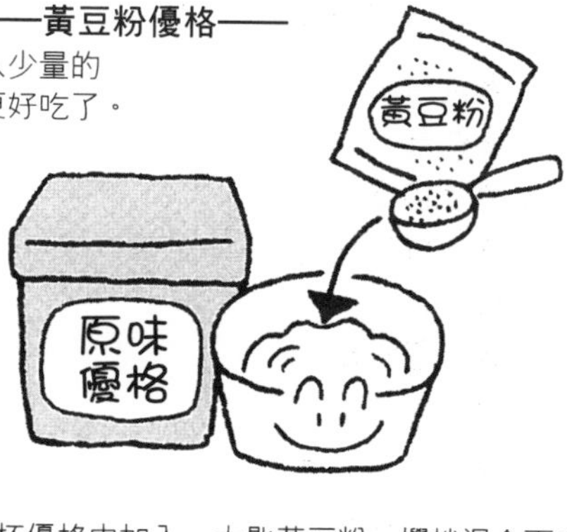

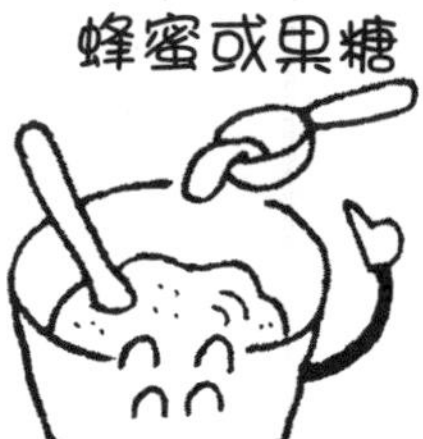

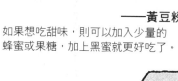

一杯優格中加入一大匙黃豆粉，攪拌混合再吃。

食品篇

16 草莓・漿果類

抗氧化維他命能夠防止動脈硬化

草莓、藍莓或木莓等漿果類，具有鮮豔的紅色、紫色、橘色，這些色素具有非常棒的抗氧化作用。此外，也含有豐富的抗氧化物質維他命C。

草莓或漿果類的何種成份有效？

如下表所示，漿果類包括草莓、藍莓等，種類很多，其中對於血液清澈特別有效的則是帶有深紫色或紅色的藍莓或黑葡萄莓。

這些漿果類含有多酚花色苷。花色苷是紅葡萄酒中含量很多的著名抗氧化物質，不僅可以防癌，同時也可以有效的預防動脈硬化。

藉由何種作用防止動脈硬化？

動脈硬化的一大要因是自由基，花色苷具有抗氧化作用，能夠抑制膽固醇被氧化，預防動脈硬化。

此外，漿果類中含量豐富的維他命C，也是著名的抗氧化維他命，在肝臟可以幫助好的HDL膽固醇合成，也能預防動脈硬化。

代表的漿果類

- ●草莓
- ●藍莓
- ●蔓越莓
- ●木莓
- ●黑莓
- ●紅葡萄莓
- ●黑葡萄莓
- ●黑巧克力莓
- ●野生藍莓

怎麼攝取比較好？

在草莓、藍莓的當令季節選擇新鮮的漿果類，其他較難得到的漿果類可以利用果醬等加工食品，盡量選擇砂糖添加較少的食品。

攝取多少比較好？

水果的果糖攝取過多時，會成為三酸甘油脂增加的原因，所以不要吃太多。

維他命C的一日所需量，大約為5～6個草莓的量就足夠了。

草莓・漿果類具有何種效能？

草莓・漿果類的主要作用

😊表示有益於腦的作用

- 😊 抗氧化作用
- 😊 降低膽固醇
- 😊 防止動脈硬化
- 😊 鞏固血管完整性
- 保持美麗的肌膚
- 去除眼睛疲勞
- 恢復視力
- 預防蛀牙
- 防癌

建議的簡單菜單

草莓優格冰淇淋

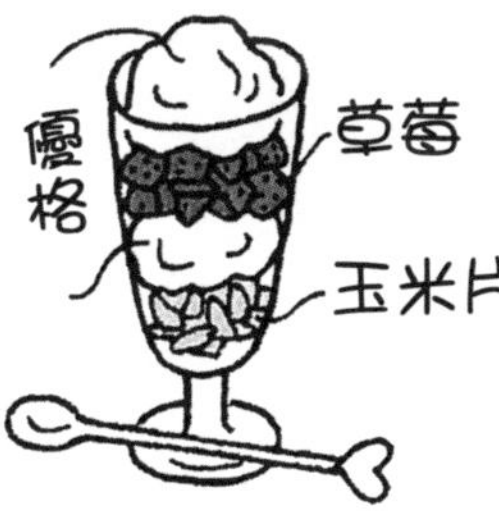

草莓或藍莓以及喜歡的水果切成一口的大小，再鋪上一層層的玉米片、水果、原味優格即可。

食品篇 17

海藻類

降低膽固醇、血糖及血壓

食物纖維豐富，又是低熱量食品，因此海帶或海帶芽等海藻類一向被視為健康食材。不僅如此，它同時也具有降低膽固醇、血糖值、血壓等中高年齡層所在意的所有數值的作用。

海藻類的何種成份有效？

海帶、海帶芽或羊栖菜等海藻類，含有食物纖維及各種維他命、礦物質，各自具有有效的作用。

食物纖維當中水溶性食物纖維的藻酸和墨角藻聚糖，具有降低膽固醇或血糖的作用。

海帶特有的氨基酸丙氨酸成份，具有降血壓作用。

維他命B群能夠幫助醣類和脂質的代謝，有助於降低血糖值和膽固醇。

此外，鋅、鎂、鉻等胰島素合成不可或缺的礦物質也含量豐富，因此有助於控制高血糖或糖尿病患者的血糖。

藉由何種作用降低血糖值或膽固醇？

海藻類具有獨特的黏滑成份，這是能夠幫助降低膽固醇及血糖值的成份。這個黏滑就是水溶性食物纖維藻酸和墨角藻聚糖。

藉著這些黏滑的黏性，在飲食中一併攝取的醣質、脂質、膽汁酸會被包住，延遲在腸管的吸收，或是在包住的狀況下隨著糞便一起排泄掉。

結果就能夠延緩醣類的吸收，能夠抑制飯後血糖值急速上升（參照下頁圖）。

此外，海藻類中所含的鎂、鋅、鉻等能夠用來合成處理葡萄糖的胰臟所分泌的胰島素荷爾蒙，幫助胰島素的作用，因此能夠間接的有效降低在血液中增加過多的葡萄糖。

不僅是抑制膽固醇或脂肪的吸收，同時藉著藻酸和墨角藻聚糖能夠將膽汁酸大量排泄掉，消耗掉膽固醇。

膽汁酸要以膽固醇為材料在肝臟合成，膽汁酸排泄掉之後，就必須要使用膽固醇再合成膽汁酸，所以就能夠降低膽固醇。

藉由何種作用降低血壓？

降血壓作用也和食物纖維的藻酸有關。

藻酸與鉀結合，進入胃中則與鉀分離，再進入腸中。藻酸在此會吸附鹽分，也就是鈉。鈉會使血壓上升。吸附鈉，將之排泄到體外，就能夠降血壓。

此外，海帶特有的成份昆布氨酸，也具有降血壓作用。

怎麼攝取比較好？

●降低膽固醇

如果目的是為了降低膽固醇，則要充分攝取海藻類的食物纖維。

海藻類消化比較緩慢，
所以能夠減輕胰臟的負擔

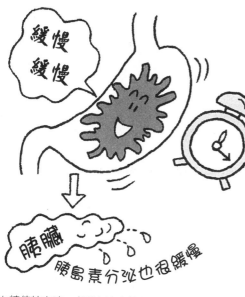

血糖值較高時，處理血液中的葡萄糖需要大量的胰島素。但是持續這個狀態會使得胰島素功能不良，因為胰臟要分泌大量的胰島素，因此會覺得疲累。此外，也會造成使血糖值上升的惡性循環。海藻類能夠延緩飯後醣類的吸收，因此能夠幫助胰島素的作用，減輕胰臟的負擔。

藻酸或墨角藻聚糖等水溶性食物纖維，在海藻類當中以海帶芽、海帶、羊栖菜等褐藻類中含量較多。雖然同樣是海藻類，但是綠藻類的海苔等含量較少。

羊栖菜或海帶絲煮成淡味，可以大量攝取。能夠產生很多高湯，所以煮成淡味也非常好吃。

羊栖菜和海帶芽可以和飯一起煮。

●降血糖值

血糖值較高的人，當然需要低熱量的海藻類食材，即使大量攝取，也能抑制熱量，得到滿腹感。建議食用的還是褐藻類的海帶芽、海帶及羊栖菜，但是像海蘊等低熱量的配菜也不錯。與醋搭配組合，能夠促進醣類的代謝，做成醋漬菜來吃比較好。

●降血壓

需要大量攝取藻酸。海帶根的藻酸含量特別多，如左圖所示，做成海帶水來喝就非常方便了。

也可以當成高湯來使用。當然也可以料理海帶、海帶芽、羊栖菜等來吃，但是為了避免攝取過多鹽分，口味要清淡一點。

攝取多少比較好？

海帶芽、海帶、羊栖菜等最好當成常備菜，每天少量攝取。

一次吃太多，會消化不良、吃壞肚子，所以要小心。

作法超簡單的海帶水
就能降血壓及膽固醇

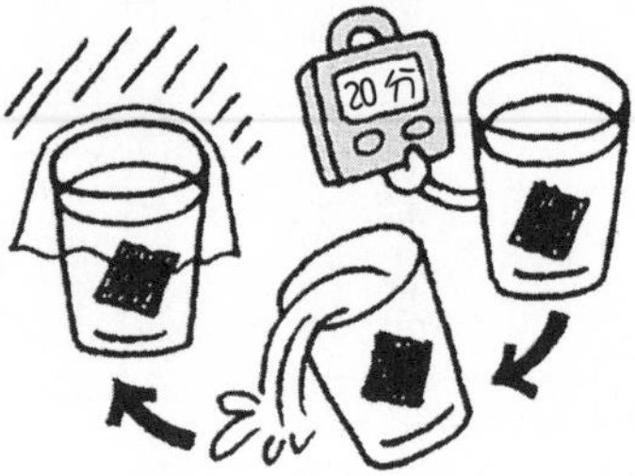

將海帶放入水中，5cm 正方形的海帶浸泡 20 分鐘。換水一次，擱置一晚，每天喝。

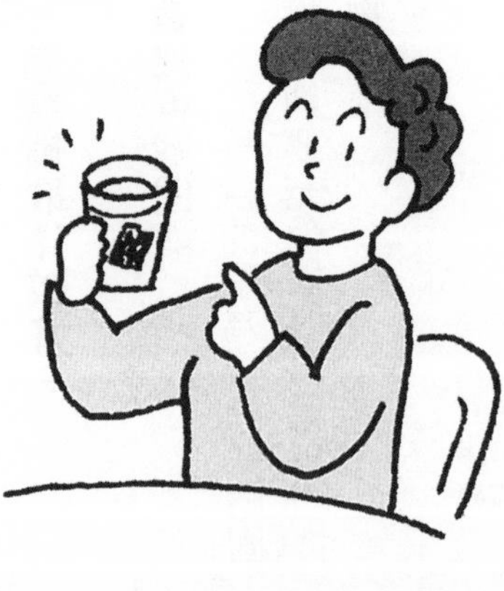

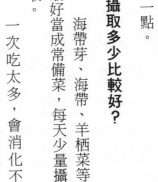

建議的方法是，小碗的海藻類單品料理，長期吃才能得到效果。

海藻類在肚子裡會膨脹，充分咀嚼來吃，就可以防止吃得太多，有助於減肥。容易吃得過多的人，可以在用餐一開始時養成吃海藻類的習慣。

海藻類具有何種效能？

海藻類的主要作用

☺表示有益於腦的作用

- ☺ 降低膽固醇
- ☺ 降低血糖值
- ☺ 降血壓
- ☺ 抗氧化作用
- 預防及改善便秘
- 預防及改善貧血
- 強健骨骼
- 防癌

建議的簡單菜單

——海帶芽沙丁魚醋漬菜——

②用醋、鹽、醬油、砂糖、高湯做成三杯醋，拌海帶芽與沙丁魚。

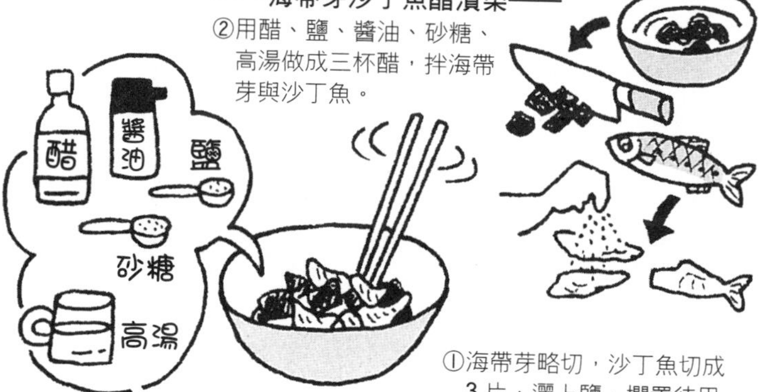

①海帶芽略切，沙丁魚切成 3 片，灑上鹽，擱置待用。

18 十字花科的蔬菜

藉著抗氧化作用防止動脈硬化

能夠有效防癌、備受矚目的十字花科的蔬菜，能夠有效的使血液清澈、血管強韌。

豐富的抗氧化維他命和類胡蘿蔔素，以及十字花科的蔬菜特有的強大抗氧化作用，可以防止動脈硬化，降低膽固醇、降血壓。

十字花科蔬菜的代表包括蕪菁、花椰菜、花菜、高麗菜、高麗菜心、白菜、小油菜、青江菜、甘藍等。

十字花科蔬菜的何種成份有效？

十字花科的蔬菜所含有的有效成份列舉如下。

首先是抗氧化維他命的維他命C、β-胡蘿蔔素、維他命E等。花椰菜、青江菜、高麗菜心、甘藍等是綠色的蔬菜，含有豐富的β-胡蘿蔔素。此外，綠色色素成份葉綠素的作用也不容忽略。

在十字花科的蔬菜中抗氧化物質含量較多的是異硫氰酸鹽、吲哚、硫化合物等。

此外，還有葉黃素（高麗菜心的色素成份）、硒、食物纖維、鉀等各種有效成份。

藉由何種作用防止動脈硬化？

血液中多餘的LDL膽固醇，會因為自由基而氧化變質，因此無法被視為膽固醇，結果就不能回收到肝臟，於是沈積於血管壁，成為動脈硬化的原因。

自由基會使細胞氧化，促進老化，加速脆弱血管的出現。

也就是說，要預防動脈硬化，就必須避免膽固醇或細胞被氧化。

這時維他命C和E、β-胡蘿蔔素、硫化合物等抗氧化物質能夠發揮作用。

抗氧化物質會以自己為代替品，讓自己被氧化，就可以防止膽固醇或細胞被氧化。

建議各位攝取十字花科的蔬菜的理由就在於此。此外，如同下面的說明，十字花科的蔬菜是非常好的抗氧化食品，是中高年齡層的強力援手。

十字花科的蔬菜防癌效果最佳

根據美國國立癌症研究中心在1990年發表的植物性食品的抗癌作用的研究結果，以如左邊的金字塔方式來表示效果的強度，稱為「設計食品表」。能夠有效防癌，同時也能夠有效的保持血液清澈、血管強韌，值得參考。

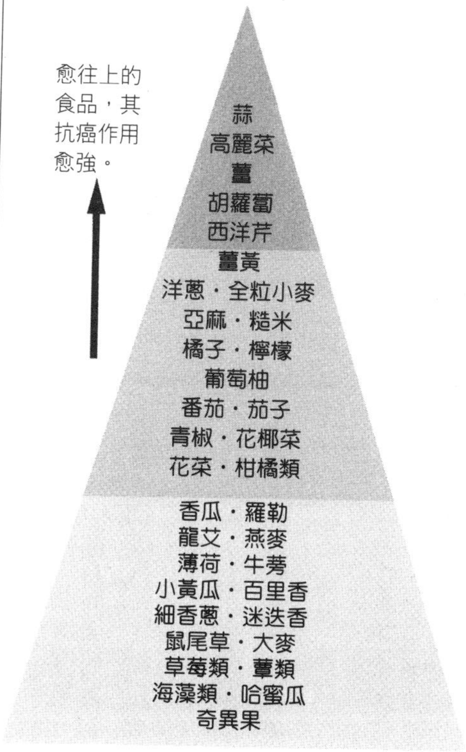

藉由何種作用降血壓？

血壓上升的重要因素為鹽分攝取過多。

鹽分，也就是鈉，會刺激交感神經，促進使血壓上升的荷爾蒙分泌。

要降血壓，就必須防止鹽害。十字花科的蔬菜含有豐富的鉀，鉀能促進鈉的排泄，所以可以防止鹽害。

白菜、花菜、花椰菜中含有很多的鉀。

怎麼攝取比較好？

蔬菜在洗淨、切過、加熱料理的過程中，會損失寶貴的維他命類。

但是如果要攝取到抗氧化成份，最好還是煮來吃。

為什麼呢？因為硫化合物等抗氧化物質存在於蔬菜的細胞內，如果只是咀嚼會吸收不良，要是煮來吃則細胞會被破壞，比較能夠攝取到有效的成份。

建議的料理法如下所述。

首先用水洗淨，切成大塊。如果剁碎，則有效成份在料理前就會從切面流失，所以要切成大塊。

此外，為了避免破壞維他命C，最好等水開了再煮。

煮熟之後連煮汁
一起吃比較好

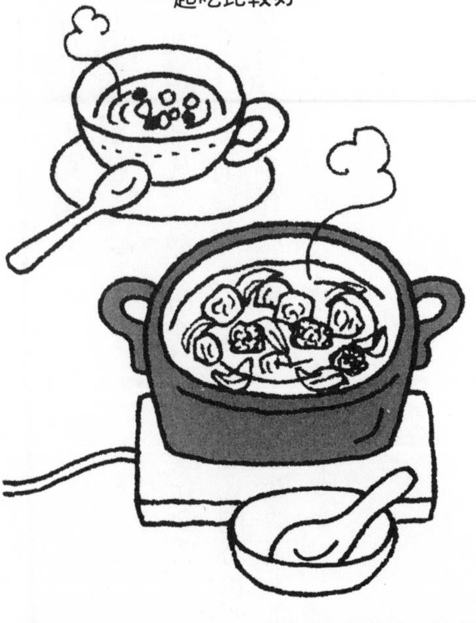

高麗菜或白菜煮過之後，細胞會被破壞掉，較容易攝取到維他命及抗氧化成分。用滾水煮會破壞維他命C的酵素，使其無法發揮作用，這樣就可以避免維他命C流失。煮汁中有有效成分，因此最好使用連汁都可以一起攝取的蔬菜湯或火鍋料理。

攝取多少比較好？

一般而言，維他命C一天攝取100mg，β-胡蘿蔔素一天攝取500~600μg，要預防動脈硬化，這是最低限度的攝取量。

也就是說，高麗菜葉最少要吃1~2片以上，小油菜或青江菜要吃2分之1束。如果不料理，量會很多，但經過料理之後，量就會減少，以一天三餐來攝取，並不是很難攝取到的量。

一天至少要有一道十字花科的蔬菜料理。

十字花科的蔬菜具有何種效能？

十字花科的蔬菜的主要作用

☺表示有益於腦的作用

- ☺抗氧化作用
- ☺使血液清澈
- ☺防止動脈硬化
- ☺降血壓
- 提高身體的抵抗力
- 停止出血
- 預防及改善便秘
- 防癌

建議的簡單菜單

──蔬菜湯──

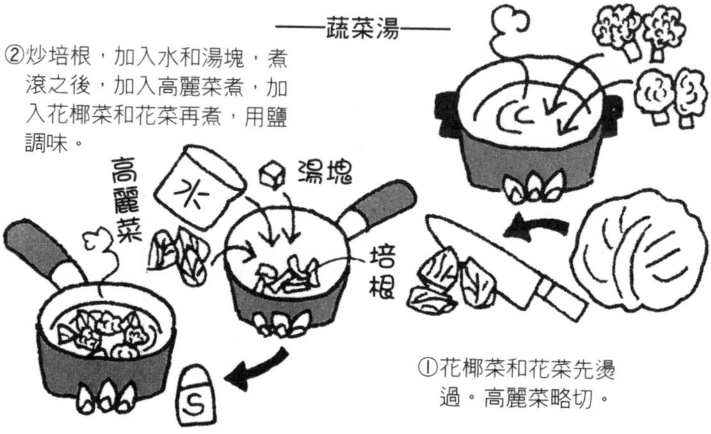

①花椰菜和花菜先燙過。高麗菜略切。

②炒培根，加入水和湯塊，煮滾之後，加入高麗菜煮，加入花椰菜和花菜再煮，用鹽調味。

食品篇

19 蕎麥

藉著強化血管、降血壓作用，使得血管強韌

對於中高年齡層而言，蕎麥是午餐必備的菜單。最大的理由就是非常方便，一下子就可以吃完。事實上，從營養面來看，蕎麥也是非常好的食材。

蕎麥的何種成份有效？

蕎麥是低熱量食品，而且含有均衡的必須氨基酸，除了蛋白質之外，還有鉀、鎂等礦物質，還有維他命B群、多酚等，是健康食品。其中最有效的就是芸香苷（一種維他命P）。

芸香苷具有強化毛細血管、降血壓作用，以及預防糖尿病的作用。

藉由何種作用鞏固毛細管？

毛細血管組織的結合需要膠原蛋白。膠原蛋白是由維他命C製造出來的，而芸香苷能夠幫助維他命C合成膠原蛋白，藉此鞏固毛細血管。

毛細血管是比較細的血管。熱量、營養或氧送達組織之間，需要某種程度的滲透性，但是如果過度就會出血，血液中的蛋白質會漏出。芸香苷能夠保持適當的滲透性。

藉由何種作用降血壓？

血壓和升壓物質血管收縮素II及降壓物質胜肽有關。鹽分或壓力一旦增加，就會使血管收縮素II釋出（血管收縮素I藉由血管收縮素轉換酶變換為II），血壓就會上升。

芸香苷具有減弱使血壓上升的血管收縮素II的作用，藉此就能夠抑制血壓上升。

藉由何種作用預防糖尿病？

要活用血液中的葡萄糖，就必須要利用由胰臟所分泌的胰島素荷爾蒙。高血糖、葡萄糖增加過多時，胰島素效果不彰，分泌不足，會進行為糖尿病。

芸香苷能幫助胰臟的作用，具有促進胰島素分泌的作用，有助於預防糖尿病。

怎麼攝取比較好？

蕎麥對身體很好，但是蕎麥麵湯可能會導致鹽分攝取過多，所以不可以把麵湯喝光。

此外，芸香苷也會存在於蕎麥組織當中，所以煮蕎麥的湯不要倒掉，一定要喝掉。

芸香苷會和維他命C一起發揮作用，所以同時攝取維他命C含量較多的食品，更能提高效果。

注意蕎麥麵湯的鹽分

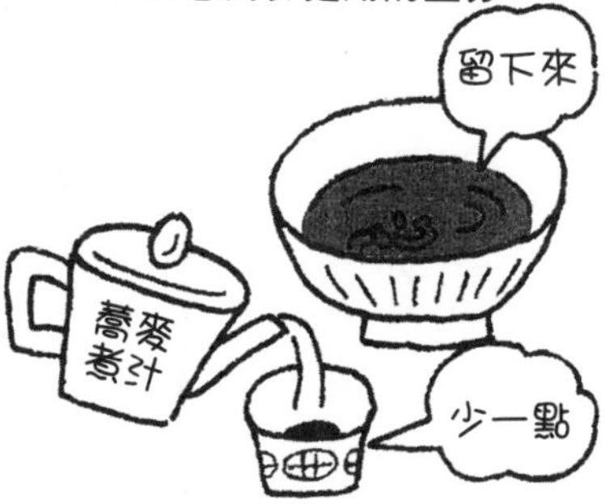

蕎麥的煮汁一定要喝掉，但是蕎麥麵湯的鹽分較多，所以要注意。

攝取多少比較好？

芸香苷一天需要30mg。蕎麥100g當中含有100mg的芸香苷，所以一天有一餐攝取蕎麥就足夠了。

蕎麥具有何種效能？

蕎麥的主要作用

☺表示有益於腦的作用

- ☺ 鞏固毛細血管
- ☺ 降血壓
- ☺ 幫助胰臟的作用

食品篇

20 柑橘類

藉著抗氧化作用及降低膽固醇作用保持清澈的血液

檸檬、橘子、柳丁、葡萄柚等，含有豐富的維他命C，是健康的水果。

柑橘類的有效成份不僅是如此而已，還有防止氧化的香氣成份及苦味成份，是多酚的寶庫。

柑橘類的何種成份有效？

柑橘類中含有的有效成份，首先是抗氧化維他命的維他命C。含量在水果當中居於領先地位。

此外，白色的筋以及包住果肉的薄皮中含量較多的維他命P，能夠鞏固毛細血管。

還有β-胡蘿蔔素等鮮豔的黃色或橘色色素成份的類胡蘿蔔素類。

溫州橘則含有β-隱黃素，而粉紅色的葡萄柚則含有番茄紅素等。

此外，苦味成份檸檬苦素及香味成份類檸檬苦素，還有葡萄柚中所含的類似維他命的物質肌醇等，都是值得注意的成份。

維他命類當中也含有高血壓的人所需要的鉀。

藉由何種作用防止氧化？

氧化是經由呼吸等攝取到體內的氧所產生的自由基造成的。自由基只有一個電子，相當的不穩定，所以會發生串聯，想從其他分子那裡奪走一個電子。當膽固醇的電子被奪走時，就會氧化變性，沈積於血管。如果是細胞，就會受損、老化。也就是說，防止氧化才能夠預防動脈硬化及老化。

維他命C、β-胡蘿蔔

素、β-隱黃素等抗氧化維他命，會將自己所擁有的一個電子給予自由基，防止氧化，即使自己處於只有一個電子的不穩定狀態，也不會從其他物質那裡奪走電子，如此一來就能夠抑制體內的氧化連鎖反應。

藉由何種作用降低膽固醇？

降低膽固醇和維他命肌醇有關。柑橘類當中的橘子和葡萄柚中就含有肌醇。

柑橘中所含的有效成份

- 維他命C
- β胡蘿蔔素
- β隱黃素
- 檸檬類似物
- 葡萄內酯
- 枸橼酸
- 維他命P
- 酚
- 鉀
- 維他命E
- 食物纖維

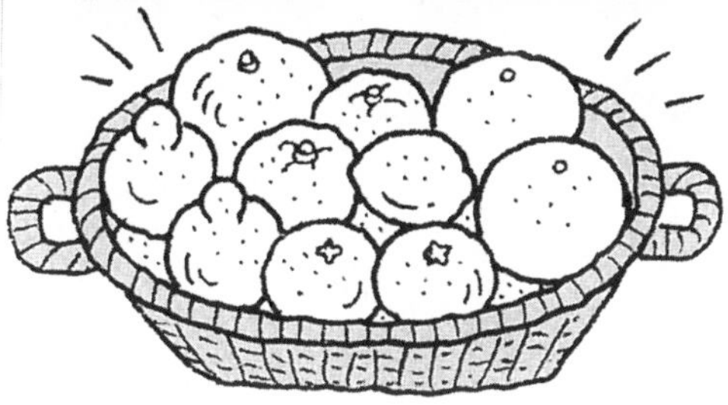

柑橘類抗氧化物質的寶庫

橘子、溫州橘和葡萄柚等的柑橘類，含有獨特的清爽香氣與苦味成份，而這些成份具有抗氧化作用。

苦味成份是檸檬苦素，而香氣成份則是以歸類為檸檬類似物為代表。

橘色和黃色的色素成份，具有強大的抗氧化作用。溫州橘中所含的β隱黃素，具有高出β胡蘿蔔素數倍的抗氧化力。

肌醇有「抗脂肪肝維他命」之稱，能夠促進脂肪或膽固醇的代謝，防止脂肪沈積於肝臟，同時能夠預防動脈硬化。

經由實驗證明，它能夠降低壞的膽固醇。

經由何種作用降低血壓？

血壓上升的原因之一是鈉攝取過多。柑橘類中含有很多的鉀，能將體內多餘的鈉排到體外，因此可以抑制因為攝取過多鹽分而造成的血壓上升。

怎麼攝取比較好？

葡萄柚或柑橘等，現在一整年都可以吃到。新鮮的水果整個吃比較好。如果想要盡快攝取到營養，可以喝百分之百純果汁，但是要選擇沒有加糖的。

整個吃的時候，可能會因為太酸而不敢吃，這時不要在葡萄柚當中加入砂糖或蜂蜜來吃，應該要混合優格或搭配蘋果、香蕉等，這樣就比較容易吃了。

顏色比較深的葡萄柚含有比較豐富的抗氧化物質番茄紅素。

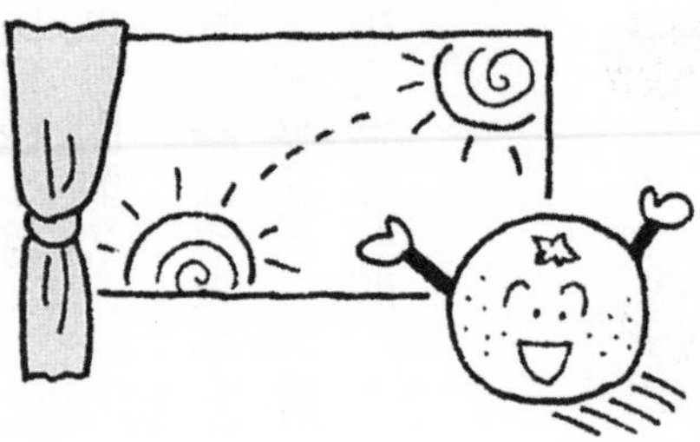

水果中有果糖，晚上吃容易成爲三酸甘油脂，最好早上或中午吃。

攝取多少比較好？

如果要降膽固醇或降血壓，果汁最好喝1杯的量。

如果是吃果肉，葡萄柚為2分之1個，橘子1個。這些都是能夠有效防癌的量，如果要提高抗氧化作用，也可以等量攝取。

此外，溫州橘中所含的β-隱黃素，1個中含有1~2mg，只要2個就可以達到抗氧化所需要的量。

在油炸的魚或烤魚上擠上2分之1個檸檬擠汁，就可以攝取到抗氧化物質。

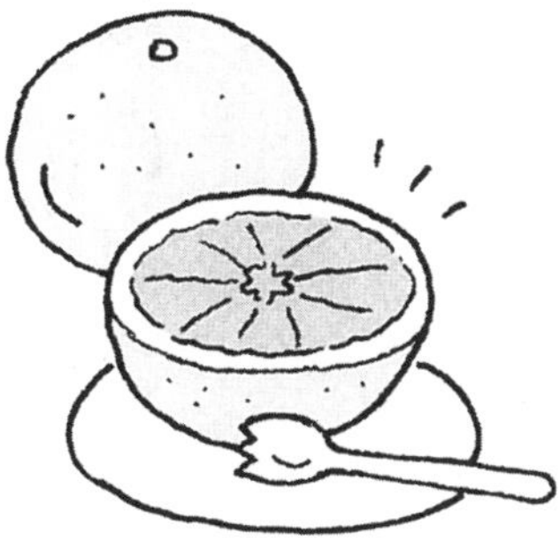

葡萄柚要選擇顏色較深的

紅肉葡萄柚比白肉葡萄柚含有更豐富的β-胡蘿蔔素或番茄紅素。

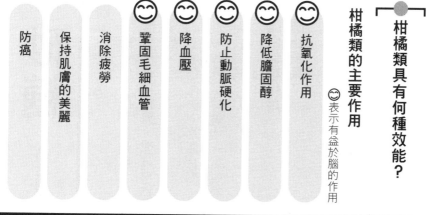

柑橘類具有何種效能？

柑橘類的主要作用

☺表示有益於腦的作用

- ☺抗氧化作用
- ☺降低膽固醇
- ☺防止動脈硬化
- ☺降血壓
- ☺鞏固毛細血管
- 消除疲勞
- 保持肌膚的美麗
- 防癌

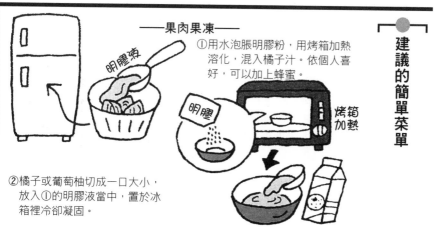

建議的簡單菜單

──果肉果凍──

①用水泡脹明膠粉，用烤箱加熱溶化，混入橘子汁。依個人喜好，可以加上蜂蜜。

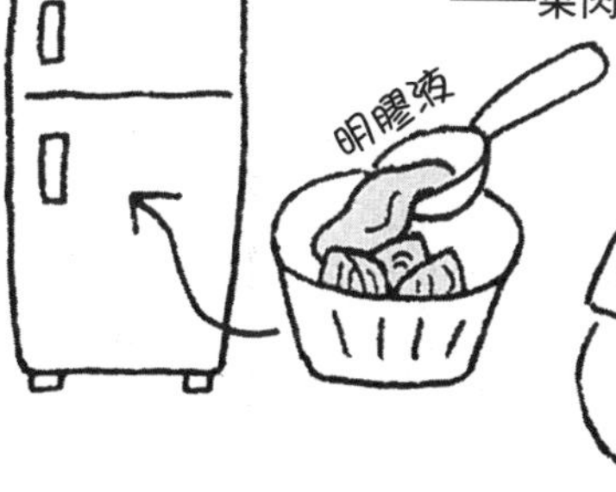

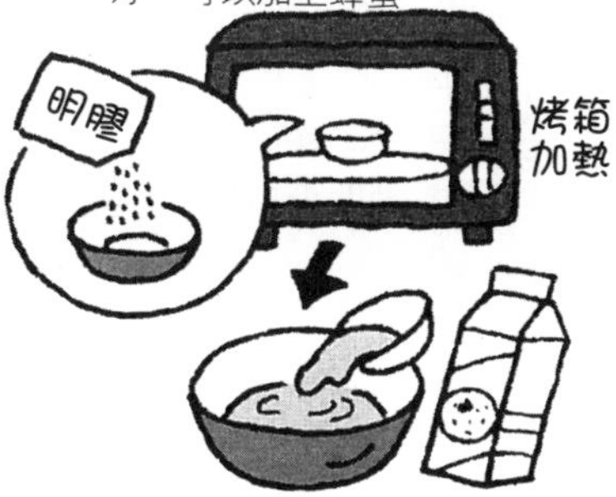

②橘子或葡萄柚切成一口大小，放入①的明膠液當中，置於冰箱裡冷卻凝固。

食品篇

21 蜂蜜・砂糖

預防痴呆不可或缺的腦的營養源

一般會認為蜂蜜和砂糖是造成黏稠血液的原因，這其實是誤解。的確，它們是糖分，不可以攝取過多，但是蜂蜜具有優良的抗氧化力，不但不會使血液黏稠，反而能使血液清澈，而砂糖也是腦的唯一熱量源，不可或缺。

蜂蜜與砂糖的何種成份有效？

成為腦的熱量源的就是葡萄糖。蜂蜜和砂糖中具有葡萄糖，而且有速效性，想要讓頭腦清晰時，使用這些物質有效。

蜂蜜中不僅有葡萄糖，同時還有抗氧化物質，那就是蜂蜜多酚。

這是在花粉中的類黃酮，一旦吸收到蜜蜂體內，就具有強大的抗氧化力。

藉由何種作用防止痴呆？

能夠讓腦活動的熱量源就是葡萄糖，這是其他的蛋白質或脂質無法代替的。如果要使腦旺盛的發揮作用，則葡萄糖是不可或缺的。

我們從食物中攝取到醣類，然後從醣類中將葡萄糖供應到腦，做為熱量源使用。現代有糖尿病和高血糖的人較多，有葡萄糖攝取過多的傾向。

但是沒有這種傾向的人，如果極端限制醣類，反而會使腦無法順暢的活動。

想要一大早就讓腦清醒的活動，需要某種程度的葡萄糖，而這只要吃早餐就夠了，但是土司麵包最好不要塗奶油，塗蜂蜜或果醬比較好。

藉由何種作用防止動脈硬化？

蜂蜜是蜜蜂從花粉採擷而來的物質，花粉藉著類黃酮保護植物細胞免於被氧化。

花粉中的類黃酮進入蜜蜂體內之後，在製造蜂蜜時，可以從類黃酮中取得糖。也就是說，只取出糖分子，與氧化物質附著的部分增加，抗氧化力增加了兩倍。因此只要少量，就能發揮強大的抗氧化力。

防止氧化就能防止膽固醇沈積，抑制血管老化，預防動脈硬化，有助於維持強韌的血管。

怎麼攝取比較好？

蜂蜜和砂糖都是高熱量食品，所以不要在晚上太晚的時間攝取。最好在一大早要開始活動的上午攝取。

如果點心是吃甜食，那麼就要控制攝取量了。

在早餐攝取能夠使腦發揮作用

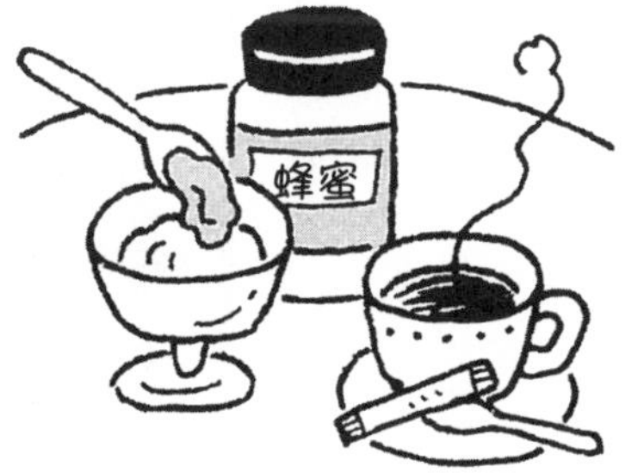

放入咖啡或牛奶裡，或是土司麵包不塗奶油而塗抹蜂蜜。此外，也可以放入優格中。

攝取多少比較好？

蜂蜜和砂糖在其他食品或食物中也有，如果只攝取蜂蜜和砂糖，則一天最多只能攝取1～2匙。大量攝取會促進黏稠血液的形成。

蜂蜜・砂糖具有何種效能？

蜂蜜・砂糖的主要作用

😊表示有益於腦的作用

- 😊抗氧化作用
- 😊腦的熱量源
- 防止食物中毒
- 抗菌作用

食品篇

22 糙米·雜糧類

抑制血糖值上升，使血液清澈

香噴噴的白米飯非常好吃，但如果是要使血液清澈，力量似乎稍嫌不足。

關於這一點，糙米或大麥、燕麥、薏米等雜糧類，含有很多使血液清澈的成份。

糙米·雜糧類的何種成份有效？

糙米和雜糧類共通的使血液清澈的成份是食物纖維。

糙米的食物纖維含量為精白米的3~4倍。大麥或玉米中也含有數倍的食物纖維。

這類物質的一大特徵就是含有能夠防止老化或動脈硬化的有效抗氧化物質。

糙米中有維他命E、硒、酚及甾醇等抗氧化成份。

此外，大麥中含有醣類代謝不可或缺的維他命B_1，以及具有幫助抑制氧化的酵素之作用的維他命B_2。

藉由何種作用抑制血糖值上升？

攝取食物時，血糖值會上升，而要降血糖值則需要由胰臟分泌的胰島素荷爾蒙。

但是糖尿病患者或高血糖的人，胰島素的功能不良或分泌較少。因為過分使用胰臟而使得胰臟功能減退，胰島素的功能變得更糟糕，造成惡性循環。

為了避免胰臟疲憊，需要抑制血糖的急速上升。這時食物纖維能夠發揮作用。食物纖維在腸管包住醣類或脂質，延遲其吸收，或是將其排泄掉，藉此就能抑制血糖值的急速上升，幫助胰臟運作。

怎麼攝取比較好？

糙米或雜糧類含有很多的食物纖維，所以吃的時候要充分咀嚼，這樣可以避免吃得過多，也可以幫助消化。

大麥或薏米混合白米一起煮，就會變得很好吃了。

糙米、胚芽米的γ酪氨酸具有降血壓作用

γ酪氨酸是指在糙米胚芽中的一種氨基酸。

γ酪氨酸具有降血壓作用、降低膽固醇作用、降低三酸甘油脂作用，能夠有效的使血液清澈。

糙米和胚芽米中含有很多的γ酪氨酸，有效的攝取秘訣就是，在煮之前浸泡於溫水中2～3小時，這樣可以使γ酪氨酸的量增加10倍。

攝取多少比較好？

可以在白米飯中加入糙米或大麥，混合成雜糧飯。燕麥片則適合在早餐吃。攝取量方面，與白米等量也無妨，但是因為食物纖維比較多，反而能夠抑制吃得過多。

糙米・雜糧類具有何種效能？

糙米・雜糧類的主要作用

☺表示有益於腦的作用

- ☺ 抑制血糖值上升
- ☺ 抗氧化作用
- ☺ 降低膽固醇
- ☺ 降低三酸甘油脂
- 幫助減肥
- 預防及改善便秘
- 去除水腫
- 使肌膚美麗

食品篇

23 礦泉水

睡前補充水分，能夠防止血液黏稠

人體的3分之2是水分，因此當身體的水分減少時，首當其衝的就是血液，而使得血液黏稠。同時血栓積存在血管，也會引發腦梗塞或心肌梗塞。

要預防血液變得黏稠，就必須補充水分。

礦泉水的何種成份有效？

最近在市面上可以買到國產、外國產、深海等各種的礦泉水。

喝礦泉水的最大優點，就是在補充水分的同時，能夠攝取到鈣、鉀、鎂等各種礦物質。有高血壓、糖尿病的人特別容易缺乏這些礦物質。

藉由何種作用使血液清澈？

補充水分，就可以有效的抑制血液的黏稠度。覺得口渴時，就表示血液已經開始出現黏稠的現象。即使沒有運動，但是在睡覺前、沐浴後，或是使用空調設備待在空氣乾燥的空間裡時，雖然沒有流汗，也會流失水分。要多補充水分，才能抑制血液的黏稠。

此外，礦泉水中所含的鈣、鉀、鎂、鋅等，也是降血壓或血糖值必要的物質。

怎麼攝取比較好？

身體最容易缺乏水分的時候，是在黎明時分到早晨剛清醒後。這時血液比較黏稠，而且容易形成血栓。睡覺時流汗而流失掉了大量水分，就會出現這種情況。在血壓開始上升的時候，也是腦中風或心肌梗塞容易發作的時段。

了解礦泉水的硬度

水的硬度是由水中含有的鈣及鎂的濃度來決定的。日本的水是硬度50～100左右的軟水，口感極佳，很好喝。

外國產的礦泉水則是1 70～1500的硬度較高的水。深海水等也算是硬水類。硬水含有很多礦物質，但是喝起來會有奇怪的味道。

在選擇的時候，礦物質的含量很重要，但是也必須是硬度適中的水。

為了防止這種情況，在睡前要喝1杯水。此外，起床後、洗澡前後、運動前後，或是感冒發燒時，都必須要補充水分。

硬度較高的水中含有較多的礦物質，但是……

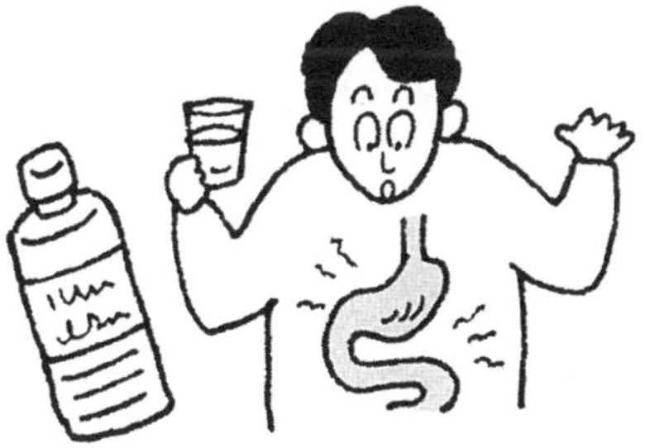

外國產的礦泉水硬度較高，礦物質的含量較多，但是如果沒有喝習慣，容易弄壞肚子。

攝取多少比較好？

一般而言，我們的身體在運動時會流汗，而在安靜時即使不流汗，也會出現不顯汗現象。會流失900ml的水分，而尿會流失1300ml的水分，此外還會流失100ml的水分，總計會失去約2300ml的水分。

運動流汗時會流失掉大量的水分，因此也要補充水分。

從食物中能夠攝取到的水分大約是1000ml，剩下的還需要攝取1300ml。

食品篇

24 蜂膠

藉著強大的抗氧化作用保持強韌的血管

蜂膠是蜜蜂從樹木攝取的成份混合自己的唾液塗抹在蜂巢的防禦物質，藉此防止黴菌或細菌侵入。

蜂膠有「天然抗生素」之稱，具有強大的抗菌作用，主要的成份類黃酮，具有強大的抗氧化作用。能夠保護身體免於過氧化脂質或自由基之害，有效的防止動脈硬化或老化。

如下表所示，除了類黃酮之外，蜂膠還含有各種維他命和礦物質，能夠發揮加成的作用。

藉由何種作用防止氧化？

蜂膠具有獨特的氣味，這是抗氧化物質類黃酮造成的。

類黃酮是植物細胞中所含的抗氧化物質，保護植物免於被氧化。而蜂膠則濃縮了這個類黃酮，因此能夠產生強大的抗氧化力。

在我們體內被自由基氧化的膽固醇會附著於血管，細胞也會隨之損傷、老化。蜂膠可以藉著抗氧化作用，抑制膽固醇的氧化，不會損傷細胞，因

蜂膠中所含的主要有效成份

類黃酮	具有抗氧化作用的就是類黃酮，種類包括黃烷酮、黃酮、異黃酮、槲皮黃酮等。
維他命	包括維他命A、維他命B_1．B_2、維他命E、維他命P、菸鹼酸、葉酸等。
礦物質	鐵、鋅、錳、鎂、鈷，以及含有微量的蜜蜂的腺液脂肪酸及有機酸等。

此能夠預防動脈硬化，防止細胞老化。

藉著何種作用使血液清澈

當血液中的葡萄糖增加過多時，血液會變得黏稠。如果胰臟因為自由基而被氧化時，血液會變得更黏稠。

要處理葡萄糖，就必須要使胰島素正常分泌，但是胰臟的細胞被自由基損傷時，胰島素會分泌不良。

黏稠的血液會加速動脈硬化，造成脆弱的血管。

防止氧化，保護胰臟的細胞，促進胰島素分泌，這樣就能降低血糖值，同時改善黏稠血液。

健康食品情報

蜂膠依採集地區的不同，成份和效力也有差距。蜂膠是爲了防止該地區細菌大量繁殖、侵襲而製造出來的物質，其中效力最強、最高級的蜂膠是巴西產的尤加利樹系的蜂膠。

蜂膠具有何種效能？

蜂膠的主要作用

☺表示有益於腦的作用

- ☺ 抗氧化作用
- ☺ 鞏固血管
- ☺ 防止動脈硬化
- 提高免疫力
- 抗菌作用
- 消炎作用
- 鎮痛作用
- 防癌

食品篇

25 銀杏葉精

促進腦的血液循環，預防痴呆

從乾燥的銀杏葉浸出的萃取劑，在歐洲當成治療痴呆的醫藥品，在美國當成預防痴呆的健康食品，廣泛使用。

有效成份是無法從食品中攝取到的銀杏葉特有的成份，因此在健康食品當中備受注目。

銀杏葉精的何種成份有效？

銀杏葉精的有效成份，包括具有抗氧化作用的幾種類黃酮以及銀杏苦內酯等。銀杏苦內酯是銀杏葉特有的成份，能夠有效的預防痴呆。

此外，還有具有擴張血管作用的 Tebonin(Ginkgo flavone glycoside)，以及抑制血小板凝固、使血栓不容易形成的成份等，這些複合成份發揮了作用。

藉由何種作用促進血液循環？

促進血液循環的作用在於 Tebonin(Ginkgo flavone glycoside)。

除了擴張血管之外，同時能夠抑制成為血栓原因的血小板的凝集。擁有清澈的血液，就能夠預防腦梗塞或心肌梗塞。

幾種類黃酮能夠抑制自由基造成的氧化，預防動脈硬化，強化毛細血管。

藉由何種作用預防痴呆？

由於促進血液循環作用，腦的血液循環順暢，使得腦神經組織細胞活化，因此提升了記憶力和思考力，情緒穩定，有助於預防痴呆。

此外，銀杏葉精也具有防

止因為自由基而造成老化的效果。

因為自由基而使得腦神經組織細胞受損或死亡時，就會促進老化。銀杏葉精所含的槲皮黃酮、山萘醇、兒茶酚胺等類黃酮類，藉著抗氧化作用，能夠保護腦神經組織細胞免於氧化之害。

怎麼攝取比較好？

在市面上銀杏葉精幾乎都是以膠囊或錠劑等健康食品的面貌出現。裡面不僅有銀杏葉精，同時也添加了維他命、礦物質，所以要盡量選擇銀杏葉精含量較多的產品。

攝取多少比較好？

要得到銀杏葉精的效果，一天要攝取120mg。

此外，有時2～3週就會出現效果，有時無法產生效果，至少要使用3個月。服用抗凝血藥的人，一定要先和醫師商量之後再使用。

健康食品情報

銀杏葉精由各家公司以錠劑或膠囊的方式銷售。

此外，在家裡也可以利用銀杏葉製造出茶來。在5～9月可以採摘銀杏葉，放在太陽底下曬乾，按照泡茶的要領泡來喝即可。

銀杏葉精具有何種效能？

銀杏葉精的主要作用

☺表示有益於腦的作用

- ☺ 擴張血管
- ☺ 促進血液循環
- ☺ 防止血栓形成
- ☺ 防止動脈硬化
- ☺ 抗氧化作用
- ☺ 預防痴呆

食品篇

26 核酸

製造細胞的材料，促進新陳代謝，預防老化

核酸是細胞核中所含的去氧核糖核酸，掌管我們身體的遺傳資料，所以是細胞的合成及新陳代謝不可或缺的物質。

利用食物補充核酸，就能夠抑制老化，保持年輕的細胞。

藉由何種作用預防老化？

隨著我們的身體的老化，細胞的核酸功能會衰退。不僅是老化，因為自由基損傷核酸時，也會出現這種情況。

當核酸功能減退時，細胞的合成和新陳代謝的速度減緩，會出現老化現象。

核酸是細胞的基本，因此當它衰弱時，心臟、肝臟、腎臟、腦，各種臟器和器官都會老化。

如果攝取核酸含量較多的食品，補充其作用，就能夠預防全身老化，提高機能。

根據美國的研究，核酸能夠保護細胞、修復細胞，使之免於致癌物質或放射線之害。

怎麼攝取比較好？

想要有效的攝取到核酸，就要攝取核酸含量較多的食品。左圖所列舉的食品都是，此外，還有魚精、魚卵類中也含有很多的核酸。

但是這些食品卻含有很多嘌呤體，這也是一大問題。

攝取過多嘌呤體含量較多的食品，會使尿酸值上升，引起痛風。因此，尿酸值已經很高的人不可以攝取太多。

攝取多少比較好？

尿酸值不是很高的人，藉著普通飲食的攝取量，應該就沒有問題了。一天大約1g左右。

但是罹患痛風的人或尿酸值較高的人，就必須要遵守限制的量。

核酸含量較多的主要食品
（100g 中的含量：mg）

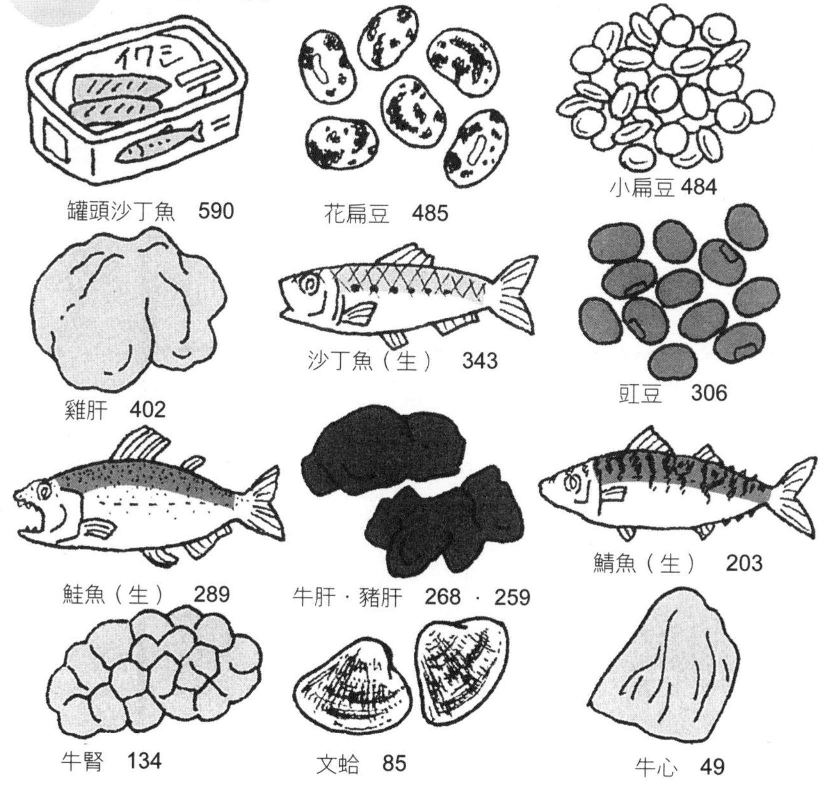

食品篇

27 SOD類物質

防止氧化，保護血管及腦細胞

ＳＯＤ是指超氧化歧化酶，是一種抗氧化酵素。

想要防止氧化造成的害處，就要利用前述食品中所含的多酚或抗氧化維他命等。此外，就是在體內製造的酵素，也就是ＳＯＤ。

ＳＯＤ是能夠抑制在體內所產生的超氧自由基作用的強力酵素，這種自由基在活性氧當中力量最強大，而且會大量形成。

因此，攝取能夠幫助ＳＯＤ的作用或是與ＳＯＤ具有同樣作用的ＳＯＤ類物質，就能夠保護身體免於氧化之害，並且防止老化。

藉由何種作用防止老化？

體內產生自由基時，ＳＯＤ會發生作用，使其無害化。ＳＯＤ負責處理的是超氧自由基。

ＳＯＤ先將超氧自由基分解為過氧化氫和氧，減弱其氧化力。然後交給其他酵素，最後分解為水，保護細胞免於氧化。

ＳＯＤ將自由基分解為過氧化氫和氧的速度非常的快，為抗氧化維他命代表的維他命Ｃ的數千倍。

怎麼攝取比較好？

幫助ＳＯＤ作用的ＳＯＤ類物質，包括抗氧化維他命的維他命Ｃ、Ｅ，以及類胡蘿蔔素的β-胡蘿蔔素、番茄紅素、硫化合物及花色苷、兒茶酚胺、槲皮黃酮等多酚類。

要積極攝取含有這些物質的食品。此外，為了幫助ＳＯＤ的作用，還需要左表所列舉的礦物質。

特別重要的就是硒。也許大家很少聽到這個名稱，它是能夠幫助ＳＯＤ的輔酶。

只要攝取普通飲食，就能夠補充硒等微量礦物質，不需要特別補充健康食品。反而是攝取過剩會引起過剩症，一定要注意。

幫助 SOD 作用的礦物質

硒
錳
鐵
銅
鎂

有效預防痴呆的中藥

中藥是採自植物或動物的成份配合出來的物質。

可以用來治療疾病，不過最主要的作用是調理全身的機能，藉著提高全身機能來治療症狀或疾病，與直接對於患部產生作用的西藥不同。

目前有不少進行中藥治療的醫院，其效果包括預防及治療痴呆。

對於預防痴呆有效的中藥，就是能夠改善腦的血流，具有抗氧化作用的中藥，因此對於腦血管性的痴呆及阿茲海默症都有效。

主要的中藥如下：①釣藤散、②當歸芍藥散、③黃連解毒湯、④續命湯、⑤加味歸脾湯、⑥人參養榮湯、⑦四物湯。

從中藥的數目來看，也許今後還會發現一些有效的中藥。期待這些物質的出現。

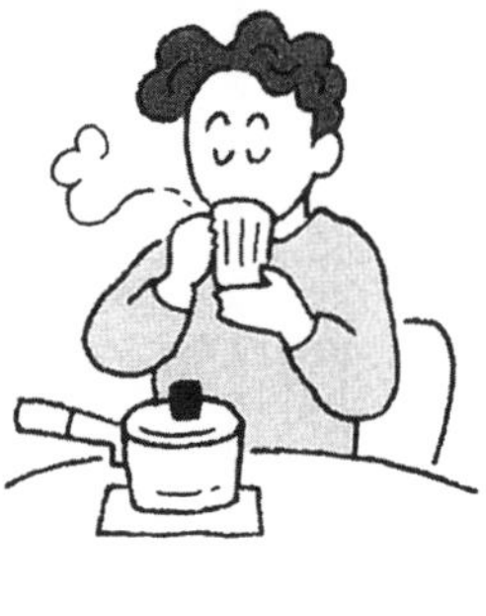

食品篇

28 多酚

藉著抗氧化作用淨化血液、血管

多酚這個字眼大家都聽過，但是它到底是什麼，可能很少人知道它的真相。

它對「身體很好」，作用包括使血液清澈、強化血管。

多酚具有左頁所示的許多種類，在各個食品中含量不一，請各位參考一下。

藉由何種作用防止氧化？

多酚是存在於植物的花、葉、莖中的成份，具有抗氧化的作用。原本是植物為了抑制自己的氧化而形成的物質，我們攝取之後，在體內也能發揮抗氧化作用。

具有代表性的就是茶中所含的兒茶酚胺、芝麻的芝麻木聚糖、紅葡萄酒或藍莓的花色苷等。

這些多酚進入體內時，能夠抑制自由基的作用，防止氧化。

動脈硬化或老化的原因，就是自由基造成的氧化現象。

例如，動脈硬化是因為自由基使得膽固醇氧化，容易沈積於血管。不斷積存在血管壁，使得血管的內腔（血液的通道）狹窄而形成的。細胞因為自由基而受傷時，老化進行，成為使血管變硬、失去柔軟性的原因。

多酚在無法抵擋自由基攻擊的細胞膜處等待，能夠抑制細胞膜被氧化，如此一來就能防止動脈硬化。

此外，多酚藉著抗氧化作用，也能夠抑制癌症，因此是中高年齡層應該要攝取的成份。

主要的多酚類與含有食品——含有多酚的食品

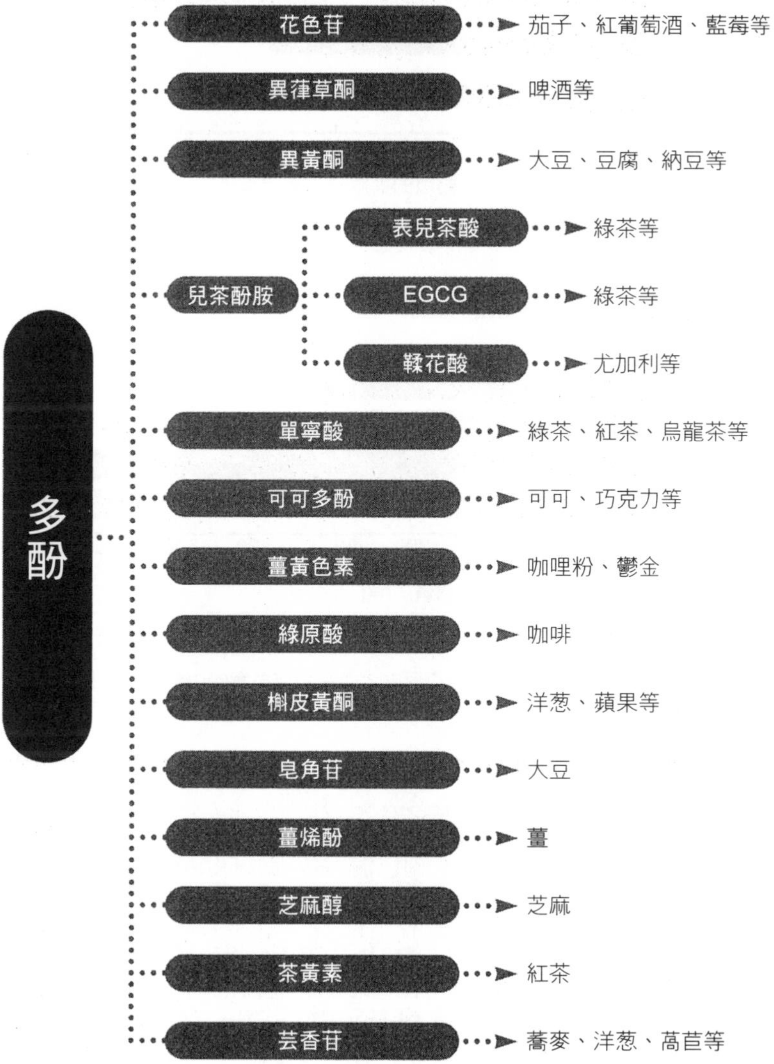

如上所述，多酚有很多種類，是來自食品的色素、苦味成份、辣味成份或澀味成份等。例如，花色苷是茄子或紅葡萄酒的紫色，薑黃色素則是咖哩粉的黃色色素成份。此外，單寧酸則是綠茶或紅茶的澀味成份。

葡萄籽的多酚的預防動脈硬化作用

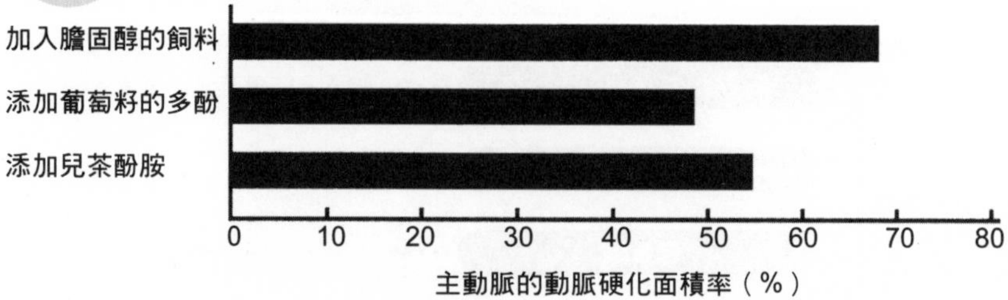

如果和只加入膽固醇的情況相比，添加兒茶酚胺的飼料組能夠抑制動脈硬化，但是添加了葡萄籽多酚的這一組更能夠抑制動脈硬化。

葡萄籽的多酚的預防糖尿病效果

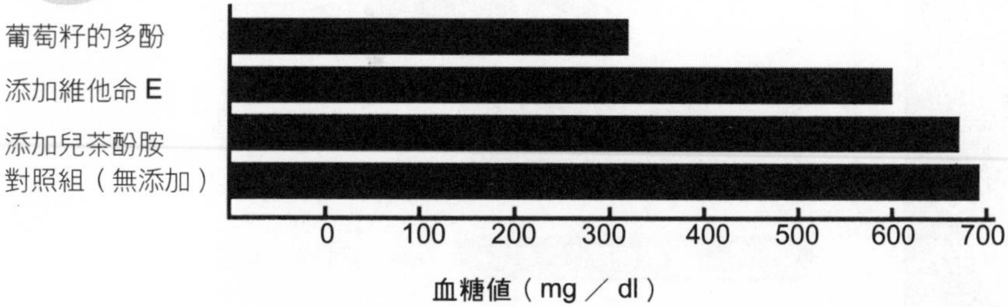

在降血糖值的實驗當中，葡萄籽的多酚是效果最好的。比起添加維他命E或兒茶酚胺，具有更強的效力。此外，也能夠降低白內障的發生率。紅葡萄酒含有葡萄籽和葡萄皮，與只利用果實的白葡萄酒相比，多酚含量多了10倍。但是根據最近研究顯示，白葡萄酒能夠增加HDL膽固醇。

資料證明一切

上表表示葡萄籽的多酚能夠預防動脈硬化，以及具有預防糖尿病的效果。

關於預防動脈硬化的作用，用兔子做實驗。一組兔子給予混入1%膽固醇的飼料，另一組是在膽固醇的飼料中加入葡萄籽的多酚，還有一組則是在膽固醇的飼料中混入兒茶酚胺。分為3組，觀察8週，調查動脈硬化導致血管內腔狹窄的情況。

結果只吃膽固醇飼料的這一組，動脈硬化進行，血管相當的狹窄。

混入葡萄籽多酚的這一

組，能夠抑制動脈硬化導致的血管狹窄現象，而且比起同樣是多酚的兒茶酚胺，作用更強。

右頁下表則是預防糖尿病效果的研究，用已經罹患糖尿病的老鼠進行4個月的實驗。

分為維他命E、兒茶酚胺以及什麼也不使用的對照組，血糖值顯著上升，但是給予葡萄籽多酚的老鼠能夠抑制血糖值上升。

由以上的結果顯示，多酚能夠有效的預防動脈硬化及糖尿病。

怎麼攝取比較好？

多酚就算大量攝取也無法蓄積在體內，效果只能持續2～3小時。

因此應該要從三餐來補給。

含有多酚的食品很多，不要偏重於任何一種，要巧妙的搭配組合。

不會蓄積下來，每天要從三餐中攝取

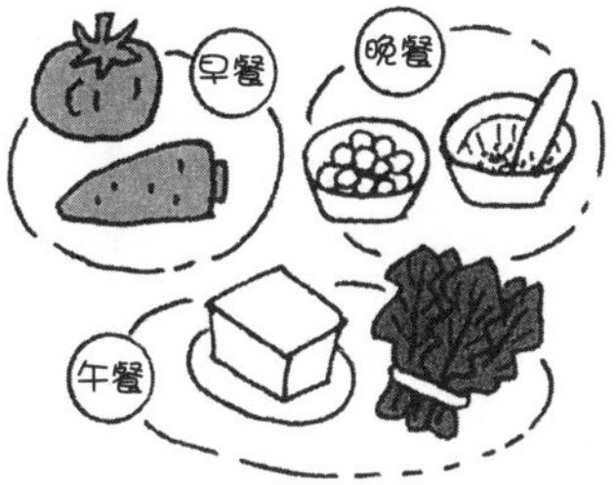

即使一次攝取大量多酚，效果也無法持續，所以大量攝取毫無意義。

多酚具有何種效能？

多酚的主要作用

☺表示有益於腦的作用

- ☺ 抗氧化作用
- ☺ 防止動脈硬化
- ☺ 降低膽固醇
- ☺ 降低血糖值
- ☺ 防止老化
- ☺ 提高記憶力
- 預防及改善更年期障礙
- 防癌

食品篇

29 食物纖維

降低膽固醇及血糖，使血液清澈

食物纖維包括非溶性食物纖維與水溶性食物纖維兩種。一般而言，食物纖維有助於消除便秘，但是這是非溶性食物纖維的效果，而能夠使血液清澈的則是水溶性食物纖維。

藉由何種作用降低膽固醇？

前面曾經指出，食物纖維具有降低膽固醇的作用，這是因為食物纖維能夠促進膽汁酸的排泄。

膽汁酸在肝臟合成時，會使用膽固醇做為合成的原料。食物纖維在腸管吸附膽汁酸，隨著糞便一起排泄掉。膽汁酸是消化所需要的物質，不足的部分要使用膽固醇在肝臟合成。

也就是說，大量製造膽汁酸，就會消耗掉膽固醇，如此一來就能夠使膽固醇下降。

藉由何種作用抑制血糖值上升？

血糖值較高的人，必須注意飯後血糖值的急速上升。當血糖值急速上升時，血糖值會很難下降。此外，胰臟因為勉強分泌胰島素，會使得胰臟功能減弱，胰島素的效果不彰。

因此血糖值就更難下降，胰島素的效果也更差，造成惡性循環。

食物纖維在腸道包住葡萄糖，使其無法被吸收，而且具有將其排泄掉的作用。因此能夠抑制飯後血糖值急速上升，使得血糖值不容易上升。

怎麼攝取比較好？

食物纖維以日式食品較容易攝取到。不要吃生菜沙拉，

水溶性食物纖維含量較多的食品

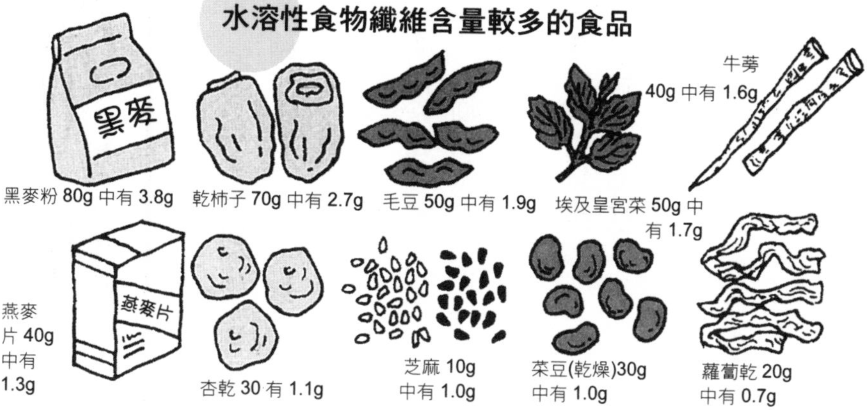

最好吃煮的菜或溫熱的蔬菜，較容易攝取到食物纖維。

此外，精白米可以換成糙米或加入麥片，或是從黑麥或全麥麵包等主食中攝取比較好。

攝取多少比較好？

成人的1日攝取目標為20～25g。1天3餐好好的吃，就可以攝取到。較常外食的人，要選擇能夠攝取到食物纖維的菜單。

食物纖維具有何種效能？

食物纖維的主要作用

☺表示有益於腦的作用

- ☺ 降低膽固醇
- ☺ 抑制血糖值的上升
- ☺ 抑制血壓上升
- ☺ 防止動脈硬化
- 預防及改善肥胖
- 預防及改善便秘
- 預防及改善消化器官疾病

食品篇

30 鉀

鉀和鈉的平衡能夠防止血壓上升

血壓上升的原因當中，國人最需要注意的就是鹽分（鈉）攝取過多的問題。

目前鈉一天的攝取目標在10g以下，但是為了預防高血壓，最好在5g以下。

要抑制鈉的害處，不可或缺的就是鉀。

藉由何種作用抑制血壓上升？

鉀和鈉依濃度的不同，會在細胞膜的內側與外側調整滲透壓。

鉀在血液的內側、鈉在外側當中，當鈉的濃度升高時，為了調節濃度，很必然的就會隨著水分一起移動。

結果因為水分而使得血管細胞膨脹、血管狹窄，於是血液不容易流通，血壓就容易上升。

鈉會刺激自律神經的交感神經，是血壓上升的原因。

國人的飲食生活中鹽分較多，鈉的濃度容易升高，因此血壓容易上升。

攝取鉀時，能夠促進從食物中攝取的鈉的排泄。此外，也能夠調整細胞膜滲透壓的平

服用降壓藥或有糖尿病的人更需要鉀

為了使血壓下壓，很多人會服用利尿劑。但是鈉和尿一起排泄時，鉀和鎂等礦物質也會被排泄掉。

此外，有糖尿病的人容易缺乏鉀。

服用利尿劑或是有糖尿病的人，更要積極的補充鉀。

衡，因此能夠抑制因為水分而膨脹的血管，結果就能抑制血壓上升。

鉀不足則容易受到鹽分之害，因此血壓較高的人一定要積極的攝取鉀。

怎麼攝取比較好？

經由加熱料理會損失30%，因此要攝取鉀最好生吃。除了上面所列舉的食品之外，還有新鮮蔬菜或柑橘類中含量比較多。此外，沒有添加糖的橘子汁或葡萄柚汁也不錯。

鉀含量較多的食品

海帶絲	10g 中 820mg
大豆	30g 中 570mg
魷魚乾	50g 中 550mg
芋頭	80g 中 512mg
番茄汁	195g（1 罐）中 507mg
酪梨	70g（小 1/2 個）中 504mg
薄片海帶	10g 中 480mg
日本山藥	80g 中 472mg
甘薯	100g 中 470mg
乾柿	70g（1 個）中 469mg

攝取多少比較好？

鉀的一日所需量為2000mg。如果以番茄汁來換算，需要4罐。應該要將食品和鉀含量豐富的果汁等搭配來補給。

鉀具有何種效能？

鉀的主要作用

😊表示有益於腦的作用

- 😊抑制血壓上升
- 保持正常的心肌作用
- 預防心律不整
- 幫助腎臟的功能
- 預防水腫
- 使肌肉功能順暢
- 預防及改善夏日懶散症
- 幫助腸的功能

31 鎂

降血糖，減少心臟病發生的危險度

鎂是一種礦物質，雖然是微量物質，但是具有重要的作用。其中之一就是與鈣互助合作，具有收縮、放鬆肌肉細胞的作用。此外，還具有強健骨骼的作用，也是降低血糖值的胰島素合成不可或缺的物質。

藉由何種作用防止心臟病？

心臟具有將血液送達全身的重要作用。如果心臟無法正常運作，我們就無法維持生命。而心臟是肌肉塊。

心臟的肌肉不可或缺的礦物質就是鎂。

肌肉在鈣進入肌肉細胞時會收縮，這時能夠調節鈣流入量的就是鎂。

鎂缺乏時，鈣流入過多，會引起痙攣或顫抖的現象。如果其發生在心肌或冠狀動脈（心臟的血管）的肌肉細胞，就會成為心律不整或心臟病發作的原因。也就是說，缺乏鎂會提高心臟病發生的危險度。

鎂也具有防止鈣沈積於血管壁的作用，能夠預防動脈硬化。

藉由何種作用降低血糖值？

要降低血糖值，必須要藉著胰島素順暢的來利用葡萄糖。鎂雖然沒有直接的作用，但是卻和降血糖值的作用有關。

鎂能夠保持體內大約３００種酵素的功能正常運作，具有支持的力量。藉著這個作用，能夠促進醣類的代謝，幫助胰島素的作用。如此一來，就能使葡萄糖代謝順暢，降低血糖值。

怎麼攝取比較好？

如左表所示，肉類中沒有鎂。採用日式食品較容易攝取到鎂。經常吃西式食品的人容易缺乏鎂，一定要注意。

一般而言，鎂在穀類中較多，不過精製米中沒有。應該要吃糙米、搗米或胚芽米等。

鎂含量較多的食品

杏仁	30g 中 93mg
魷魚乾	50g 中 85mg
檟如果	30g 中 72mg
大豆	30g 中 66mg
乾羊栖菜	10g 中 62mg
炒過的花生	30g 中 60mg
糙米飯	120g 中 59mg
乾燥海帶芽	5g 中 55mg
蝦米	10g 中 52mg
油豆腐塊	40g（大 1 枚）中 52mg

攝取多少比較好？

鎂的一日所需量為240~320mg。壓力較多的人、糖尿病患者、服用利尿劑的人，或是經常吃便利商店食品的人，容易缺乏鎂，所以要比所需量多攝取一些。

要注意加工食品的磷

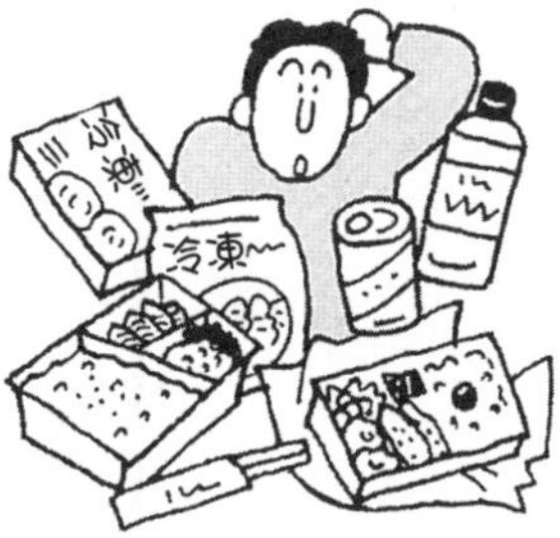

加工食品或清涼飲料中所含的磷攝取過多，會阻礙鎂的吸收。

鎂具有何種效能？

鎂的主要作用

😊表示有益於腦的作用

- 😊 降血糖值
- 😊 防止動脈硬化
- 😊 維持正常的血壓
- 😊 防止血栓形成
- 調整心肌作用
- 預防心臟病
- 強健骨骼
- 穩定精神

食品篇

32 維他命B_1・B_2

醣類和脂質代謝不可或缺的物質

清澈的血液和強韌的血管所需要的是抗氧化維他命，而要避免血液黏稠，則需要維他命B_1和B_2。

其可以促進醣類和脂質的代謝，降低血糖值和膽固醇，預防動脈硬化。

藉由何種作用降低血糖值？

與醣類代謝有關的是維他命B_1。

我們經由食物攝取的醣類會成為熱量源，在體內燃燒，這時需要的就是維他命B_1。

醣類被分解之後成為熱量，這需要某種酵素的作用，而幫助這個酵素作用的輔酶就是維他命B_1。

因此，一旦缺乏B_1，醣類代謝不順暢，葡萄糖就難以被利用。

醣類殘留在體內，血糖值當然就不容易下降。

血糖值不容易下降時，對胰島素的功能也會造成影響。持續高血糖的狀態，胰島素的效果不彰，會對胰臟造成負擔，使得胰島素的作用愈來愈糟糕，造成惡性循環。

要杜絕惡性循環，則經由食物攝取的醣類就要能順暢的代謝、分解。因此，能夠提高醣類代謝的維他命B_1是不可或缺的物質。

國人的主食是米飯，但是精製米中沒有維他命B_1，然而為了代謝飯的醣類，需要大量的B_1。

雖然需要，卻又容易缺乏，所以一定要多加補充。

藉由何種作用降低膽固醇？

與脂質代謝有關的是維他

命B_2。

在體內成為熱量源的脂質占極大的比重。要使脂質順暢的代謝，就需要維他命B_2。此外，要使蓄積在脂肪細胞的脂肪燃燒，預防及消除肥胖，則維他命B_2也是不可或缺的。

如果脂質無法代謝，將會導致肥胖，使得血中的膽固醇上升。

糖尿病患者一旦缺乏B_2，則容易引起血液黏稠，所以要特別注意（參照下圖）。

藉由何種作用防止動脈硬化？

維他命B_2具有分解體內的過氧化脂質的作用。

過氧化脂質是存在於被氧

糖較多的黏稠血液最後會變成黏稠血液

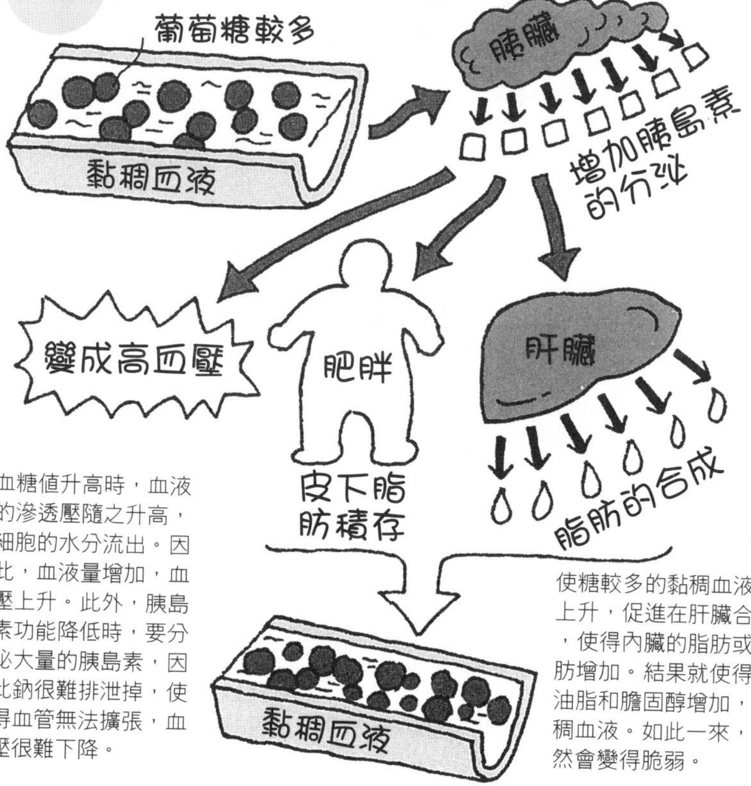

血糖值升高時，血液的滲透壓隨之升高，細胞的水分流出。因此，血液量增加，血壓上升。此外，胰島素功能降低時，要分泌大量的胰島素，因此鈉很難排泄掉，使得血管無法擴張，血壓很難下降。

使糖較多的黏稠血液會血壓上升，促進在肝臟合成脂肪，使得內臟的脂肪或皮下脂肪增加。結果就使得三酸甘油脂和膽固醇增加，變成黏稠血液。如此一來，血管當然會變得脆弱。

化身體中的有害物質，不只和動脈硬化有關，和老化及致癌也有關。

在體內要防止過氧化脂質造成的害處，必須藉著一些酵素來作戰。維他命B_2就是其中之一。它可以成為輔酶，幫助谷胱甘肽過氧化物酶的作用。此外，B_2本身也具有去除氧化物質的作用。

藉著這些作用，可以防止過氧化脂質的害處，預防血管脆弱造成的動脈硬化。

怎麼攝取比較好？

精製米當中並沒有維他命B_1，所以最好將主食換成糙米或胚芽米。

由於蔬菜中也沒有，因此可藉著米糠漬菜等增加維他命B_1，這也是一種攝取方法。

維他命B_2可以從肝臟中攝取，這是最有效的方法，但是不要忘記，加熱料理可能會損失維他命。

蛋、納豆、牛奶中的含量並不多，但是不需要加熱料理就可以吃，也是一大優點。

攝取多少比較好？

維他命B_1的一日所需量，成人為0.8～1.1mg。

維他命B_2的一日所需量，成人為1.0～1.2mg。

維他命B_1和B_2都是水溶性維他命，不會蓄積在體內，因此需要每天補給。尤其B_1在料理時損失的量很多，所以要高明的選擇含量較多的食品（參照左頁表）。

維他命B_1可以和洋蔥、蔥、蒜一併攝取

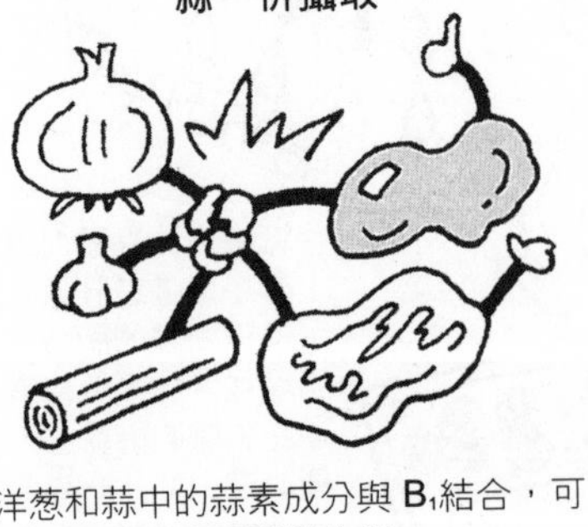

洋蔥和蒜中的蒜素成分與B_1結合，可以在體內長時間發揮作用。

維他命 B_1・B_2 含量較多的食品

維他命 B_1

豬里肌肉	80g 中 0.78mg
豬腿肉（無脂肪）	80g 中 0.75mg
蒲燒鰻	100g 中 0.75mg
去骨火腿（厚 2 片）	50g（厚 2 枚）中 0.45mg
叉燒肉	50g 中 0.42mg
鱈魚子（1/2 包）	40g（1/2 腹）中 0.284mg
巴西果	30g 中 0.26mg
大豆	30g 中 0.25mg
乾燥花生	30g 中 0.25mg
乾燥蠶豆	50g 中 0.25mg
六線魚	100g（小 1 尾）中 0.24mg
豌豆	30g 中 0.22mg

維他命 B_2

豬肝	50g 中 1.80mg
牛肝	50g 中 1.50mg
雞肝	50g 中 0.90mg
蒲燒鰻	100g 中 0.74mg
泥鰍	40g（5 尾）中 0.43mg
鰈魚	100g 中 0.35mg
牛奶	210g 中 0.31mg
優格	210g 中 0.29mg
鰤魚	80g 中 0.29mg
沙丁魚	80g 中 0.29mg
納豆	50g 中 0.28mg
杏仁	30g 中 0.27mg
秋刀魚	100g（1 尾）中 0.26mg
六線魚	100g（小 1 尾）中 0.26mg

「維他命 B_1・B_2 具有何種效能？」

維他命 B_1・B_2 的主要作用

☺表示有益於腦的作用

- ☺提高醣類的代謝
- ☺提高脂質的代謝
- ☺防止過氧化脂質的害處
- ☺防止動脈硬化
- 保持神經功能正常
- 消除疲勞・增強精力
- 使得皮膚及黏膜健康
- 防止眼睛疲勞

食品篇

33 維他命C

抑制體內的氧化，降低膽固醇

抗氧化物質中不可或缺的維他命C，不僅能防止氧化，還具有降低膽固醇的作用，這一點你知道嗎？這是藉著維他命劑或口服劑就可以輕鬆補給的維他命，為了使血液清澈，一定要充分的補充。

藉由何種作用抑制氧化？

維他命C和維他命E及β-胡蘿蔔素，同樣都是抗氧化維他命。

在體內產生的自由基只有一個電子，因此會從其他的分子奪走電子，這時就會使得細胞或血液中的膽固醇氧化。

一旦被自由基氧化，就會促進動脈硬化，使得細胞受損，加速老化。維他命C能夠讓自己成為代替品被氧化，保護身體免於氧化之害。

如下圖所示，維他命C和維他命E攜手合作，能夠有效的防止氧化之害，所以C和E要一併攝取。

維他命C在體內各臟器都貯存了必要量，但是現代人貯存維他命C的能力已經降低了。

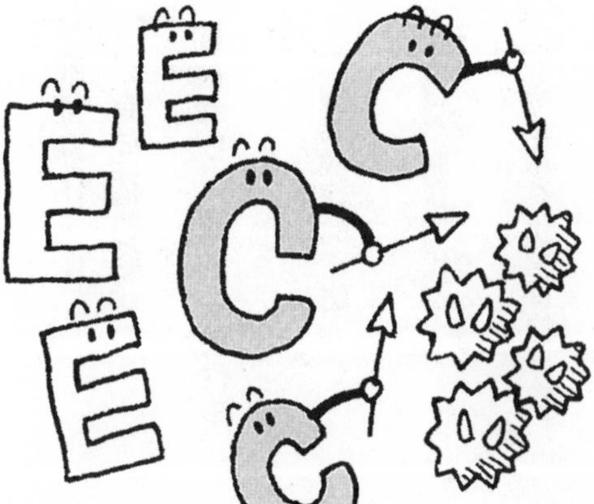

維他命C爲了抑制氧化而犧牲自己

維他命C和E會攜手合作發揮作用。首先是E把自己當成犧牲品被氧化，這時如果旁邊有C，C就會讓被氧化的E還原，而被氧化的C會排出體外，所以不會對身體造成任何的害處。

如下圖所示，維他命 C 會不斷的流失，變成了就算想要貯藏也無法貯藏的狀態。為了預防氧化，一定要補給足夠的量。

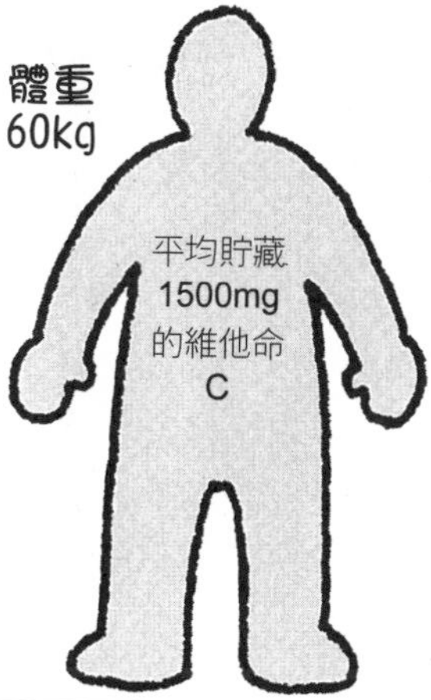

體內維他命 C 的貯藏量

維他命 C 會貯藏在腦、腎臟、肝臟或心臟等內臟以及皮膚中，平均爲 **1500mg**，但是國人，尤其在都市生活的人，貯藏能力降低，根據報告顯示，大約只有 **1300mg**。

維他命 C 的流失

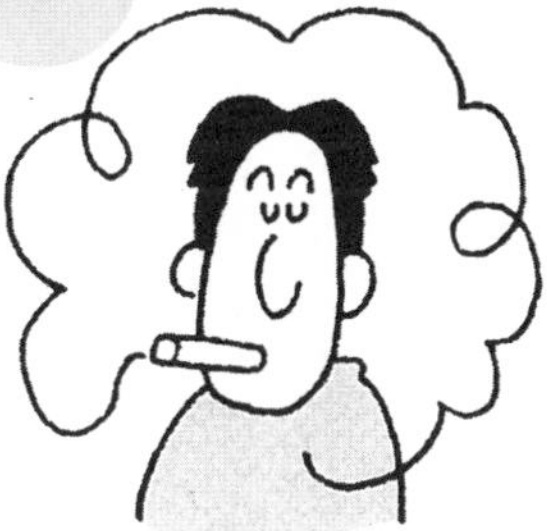

抽菸

不只是抽菸的人，吸二手菸的人維他命 C 遭到破壞的機率更高。

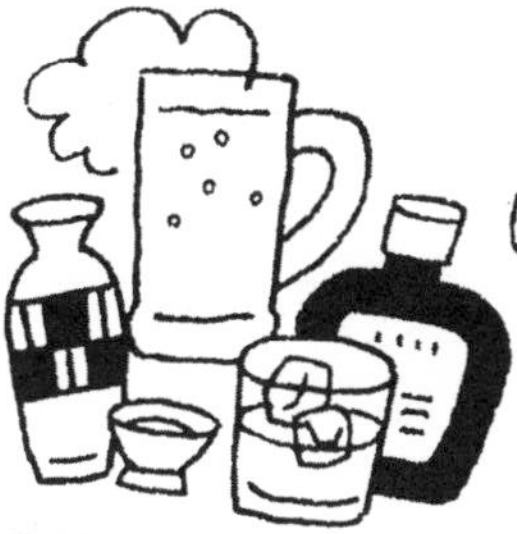

喝酒

酒會在體內產生乙醛，爲了解毒會消耗掉維他命 C。

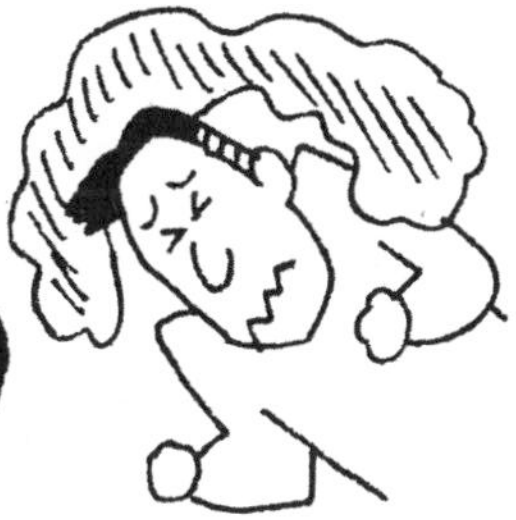

壓力

爲了能夠忍受壓力，在分泌腎上腺皮質荷爾蒙時，會使用掉 C。

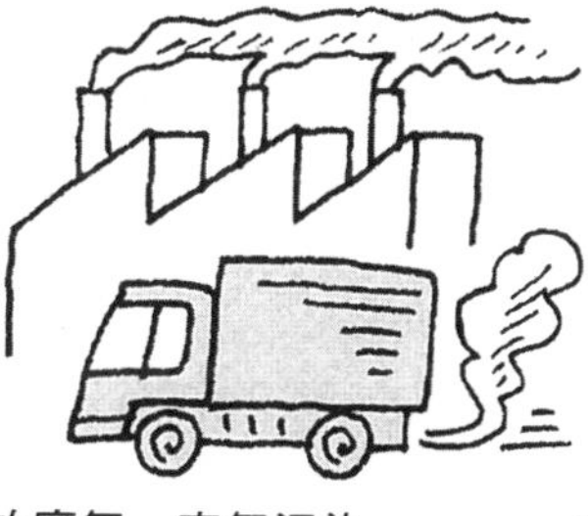

排放廢氣・空氣污染

有害物質製造出自由基，爲了防止氧化而消耗掉維他命 C。

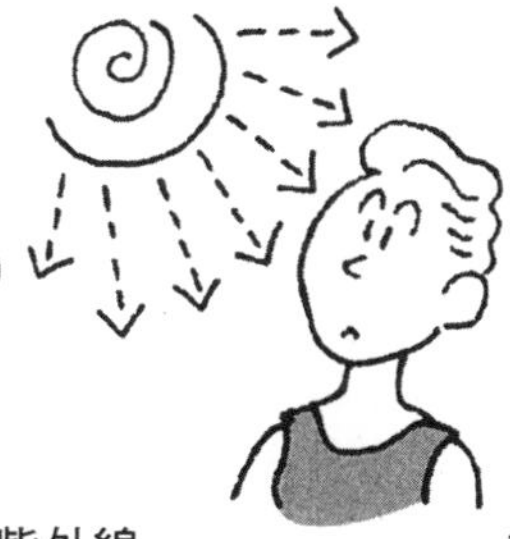

紫外線

會產生自由基，爲了抑制紫外線造成的氧化，會消耗掉維他命 C。

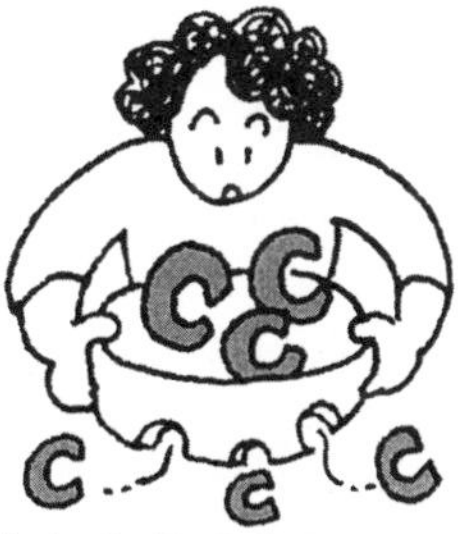

現代人 C 的貯藏量降低

受到空氣污染及環境荷爾蒙等的影響，在體內能夠貯藏的維他命 C 的量本身就會降低。

藉由何種作用降低膽固醇

維他命C不僅具有抗氧化作用，同時也能夠降低壞膽固醇，使血液清澈。

如左圖所示，血液中多餘的膽固醇由HDL回收，如此一來，殘留在血液中的膽固醇就不會被氧化而成為動脈硬化的原因。此外，壞膽固醇較多的人，通常好的HDL較少，這時維他命C就能發揮作用。

維他命C能夠幫助在肝臟負責回收的HDL的合成。只要HDL增加，就能夠將膽固醇回收到肝臟，不用擔心它會沈積在血管。

維他命 C 能夠幫助壞膽固醇排出體外

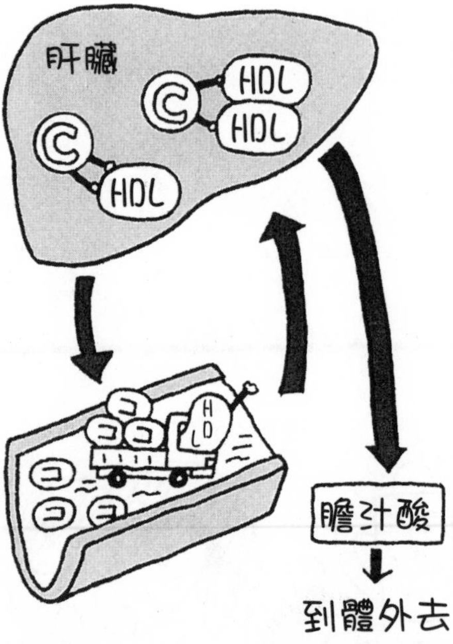

維他命 C 能夠幫助在肝臟的 HDL 的合成。HDL 會回收血液中多餘的膽固醇回到肝臟。肝臟則以膽固醇爲膽汁酸的材料。而消化所使用掉的膽汁酸會排泄到體外。

怎麼攝取比較好？

維他命C能夠貯藏在體內，但是只能夠貯藏必要量，而非預備量，所以就算能夠貯藏，還是需要經常的補給。

而且，能夠貯藏的量有上限，就算一次大量補給，但無法貯藏下來的部分就會隨著尿液一起排泄到體外。從攝取到排泄為止的時間很短，大約在2～3小時就會排泄掉，因此一天三餐都要好好的攝取。

想要藉著健康輔助食品或飲料攝取，不要一次大量攝取，要分早、中、晚來攝取，才不會造成浪費。

攝取多少比較好？

成人的維他命C一日攝取量為100mg。

但是如前所述，現代人處於容易消耗掉C的環境當中，所以100mg是最低限度的必要量。

有抽菸習慣的人，或是想要使血液清澈、防止自由基之害，則要增加4～5倍的攝取量。多餘的部分會排泄掉，不用擔心過剩症的問題。

維他命C含量較多的食品

西印度櫻桃（100%純果汁）…	210g中252mg
番石榴	60g（1個）中132mg
紅椒	40g中68mg
油菜花	50g中65mg
草莓	100g（4個）中62mg
橘子（天然果汁）	210g中61mg
臍橙	100g（1/2個）中60mg
柿子	80g（1/2個）中56mg
奇異果	80g（1個）中55mg
高麗菜心	30g（2個）中48mg
花椰菜	40g中48mg
葡萄柚	120g（1/2個）中43mg
八朔橘	各100g（1/2個）中40mg

維他命C具有何種效能？

維他命C的主要作用

☺表示有益於腦的作用

- ☺ 抗氧化作用
- ☺ 防止動脈硬化
- ☺ 降低膽固醇
- 提高免疫力
- 緩和壓力
- 抑制過敏反應
- 使皮膚和黏膜健康
- 防癌

食品篇

34 維他命E

抗氧化、預防痴呆不可或缺的維他命

關於維他命E的抗氧化作用，前面已經敘述過了。它還有一個不可忽視的重要作用，就是預防及抑制老人痴呆症（阿茲海默症）的進行。

藉由何種作用防止氧化？

維他命E在全身細胞附近待命，當自由基接近時，它會犧牲自己，讓自己被氧化，保護身體免於氧化之害，能夠預防動脈硬化，同時也有助於預防老化。

藉由何種作用預防及改善痴呆？

腦以及全身細胞和臟器的老化進行時，過氧化脂質和蛋白質結合會形成老化色素脂褐質。維他命E攝取的愈多，脂褐質就愈少，這也就證明了維他命E可以防止老化。

此外，有阿茲海默症的人，腦中會出現類似老人斑的斑點，這裡面含有類澱粉β-肽物質，會使得記憶和學習能力減退。維他命E能夠抑制記憶和學習能力減退，抑制因為有類澱粉β-肽而重新增加的過氧化物質的生成。

根據報告顯示，將維他命E投與阿茲海默症患者，可以抑制疾病的進行。關於這一點，還有待今後的研究。

維他命 E 對於阿茲海默症有效

阿茲海默症患者，血漿和腦的脊髓液中的E比較少，但是過氧化脂質比較多。

怎麼攝取比較好？

維他命E和維他命C一併攝取比較好。就算E被氧化，但是如果有C，就能夠使其還原，抑制E的氧化。

E在油脂類和堅果類中含量比較多，但是要選擇未被氧化、新鮮的食品。

維他命E含量較多的食品

杏仁	30g中9.36mg
虹鱒	1000g（1尾）中5.80mg
榛果	30g中5.70mg
蒲燒鰻	100g中4.90mg
西洋南瓜	80g中4.08mg
葵花油	10g中3.92mg
葵瓜籽	30g中3.78mg
香魚	80g（1尾）中3.57mg
花生	30g中3.42mg
幼鰤	80g中3.28mg
綿籽油	10g中3.11mg
有子鰈魚	100g中2.9mg
鱈魚子	40g（1/2包）中2.84mg
鮟鱇魚肝	20g中2.76mg
紅花油	10g中2.76mg

攝取多少比較好？

一日所需量，成人為8～10mg，容許上限量為600mg。大量攝取時，最好和維他命C一併攝取。為了避免攝取的E被氧化而成為有害物，所以需要維他命C。

維他命E具有何種效能？

維他命E的主要作用

☺表示有益於腦的作用

- ☺ 抗氧化作用
- ☺ 防止動脈硬化
- ☺ 防止腦中風、心臟病
- ☺ 預防及改善老化、痴呆
- ☺ 促進血液循環
- 預防及改善更年期障礙
- 防止脂肪肝
- 防癌

食品篇

35 牛磺酸

降低血壓與膽固醇，減少腦中風的風險度

魚貝類含量較多的成份，是一種氨基酸。

經常吃魚貝類的日本人非常熟悉這種東西，同時它也是能降低血壓和膽固醇的物質。

藉由何種作用降血壓？

血壓的上升與鹽分攝取過多有密切的關係。

鹽分，也就是鈉，會刺激自律神經中的交感神經，使血壓上升。

牛磺酸能夠抑制交感神經的作用，防止血壓上升。

高血壓是因為強大的壓力壓迫血管而造成的，也會使得血管脆弱，是促進動脈硬化的一大要因。

降血壓的作用，對於動脈硬化而言最為重要。

牛磺酸也具有提高心臟功能的作用，能夠預防心律不整，預防及治療充血性心力衰竭。

腦中風的原因可能是心臟形成的血栓阻塞腦血管而造成的，因此提高心臟的功能，就能預防腦中風。

藉由何種作用降低膽固醇？

牛磺酸具有提高肝功能的作用，間接的降低膽固醇。

牛磺酸能促進肝細胞的再生，促進膽汁酸的分泌。膽汁酸是由膽固醇製造出來的，因此製造大量的膽汁酸時，就能夠消耗掉多餘的膽固醇。

膽汁酸也具有排泄掉膽固醇的作用，結果就能降低膽固醇。

怎麼攝取比較好？

牛磺酸在魚貝類中含量最多，當然是經由魚貝類攝取比較好。最近在口服液中也有，另外，也有營養輔助食品上市，比較沒有機會吃魚貝類的人可以善加利用。

肉類中含量比較少，但是牛或豬的內臟類含量比較多，可以吃肝臟、舌頭或腎臟等。

但是除了舌頭以外，其他內臟部分的膽固醇比較多，要注意別吃太多。

攝取多少比較好？

並沒有規定一日所需量，但是可以輕易的攝取到1000mg。不用擔心攝取過多會造成過剩症的問題。高血壓的人一週吃3天的魚貝類，就可以補充牛磺酸。

除了表中所列舉的食品之外，在蟹和牡蠣中也含有牛磺酸。

牛磺酸含量較多的食品
（100g 中）

蠑螺	1536mg
小鮑魚	1250mg
海扇	1006mg
鮪魚（帶血肉）	954mg
章魚	871mg
松葉蟹	871mg
槍烏賊（槍鰂）	766mg
蛤仔	380mg
鯖魚（帶血肉）	293mg

牛磺酸具有何種效能？

牛磺酸的主要作用

☺表示有益於腦的作用

- ☺ 降血壓
- ☺ 降低膽固醇
- ☺ 使心臟功能順暢
- ☺ 預防腦中風
- ☺ 促進胰島素分泌
- 提高肝功能
- 改善支氣管氣喘
- 防止酒的害處

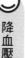

食品篇

36 鋅

降血糖值，改善黏稠血液

鋅是保持正常的味覺和嗅覺不可或缺的礦物質。此外，也是處理血糖不可或缺的胰島素的成份。

藉由何種作用降低血糖值？

經由食物攝取到的葡萄糖，要在體內有效的活用，就一定需要胰島素，但是血糖值持續出現較高的狀態時，或是有糖尿病的患者，胰島素功能不良，分泌減退。

這時就會造成血糖值難以下降的惡性循環。而鋅是胰島素的成份之一。因此，要降低血糖值，絕對不能缺乏鋅。

此外，有糖尿病的人免疫力較弱，容易得感染症，如果傷口化膿就很難痊癒。而鋅能夠迅速修復傷口，具有促進細胞再生的作用，所以一定要充分補充鋅。

藉著普通的飲食就能夠補充到鋅，不需要特別攝取。但是它大量存在於米飯當中，如果是不吃主食的減肥者，就容易缺乏鋅。

攝取多少比較好？

一日所需量，成人為9～12mg，有糖尿病或血糖值較高的人可以多攝取一些，容許上限量為30mg。

鋅含量較多的食品

牡蠣……70g（小2個）中	9.2mg
日本牛肩瘦肉……80g中	4.6mg
小羊肩肉…………80g中	4.0mg
豬肝………………50g中	3.5mg
魷魚乾……………50g中	2.7mg
蒲燒鰻……………100g中	2.7mg
豬肩脊背瘦肉……80g中	2.6mg

食品篇

37 鐵

防止痴呆及貧血不可或缺的礦物質

缺鐵時，一般人會想到貧血，鐵和血液有密切的關係。鐵是紅血球的血紅蛋白的必要成份。一旦缺乏，不僅會罹患貧血，也會加速腦的老化。

藉由何種作用預防痴呆？

紅血球的血紅蛋白會與氧結合，具有將氧送達全身的作用。如果紅血球無法健康的製造出來，送達全身的氧量減少，就會出現心悸、呼吸困難或頭暈等現象。

因為缺鐵而導致紅血球的功能不順暢時，送達腦的氧和營養隨之減少。這種情況長期持續下去，則腦神經組織細胞會顯著的老化。

要預防痴呆，就需要擁有健康正常的紅血球，因此鐵是不可或缺的營養素。

怎麼攝取比較好？

在大豆、小油菜和菠菜等植物性的食品中含有非血紅素鐵，而瘦肉和肝臟中含有血紅素鐵。鐵的吸收率不佳，尤其是非血紅素鐵，只能吸收5%。如果要有效的攝取到鐵，就要攝取吸收率達23～35%的血紅素鐵，也就是要從肉類和肝臟類中攝取。不喜歡吃肝臟的人，可以從蛤仔或鰹魚等魚貝類中攝取。

此外，和維他命C一併攝取，可以提高吸收率。

攝取多少比較好？

鐵的一日所需量，成人為10～12mg。雖然吸收率不佳，很難攝取到，但是每天至少要補充會被排泄掉的1mg的量。

38 單鼻呼吸法

使嗅覺神經活化，防止痴呆

我們不會有意識的進行呼吸，但是視為理所當然的吸氣、吐氣的動作，事實上和預防痴呆有非常密切的關係。而呼吸法能使腦神經活化。

藉由何種作用預防痴呆？

如左頁圖表所示，罹患老人痴呆症（阿茲海默症）的人，嗅覺，也就是聞氣味的能力顯著減退，或者是會喪失嗅覺。

這是因為嗅覺神經中有一種載脂E蛋白增加的緣故。有人說阿茲海默症患者其載脂E蛋白為普通人的3倍。

那麼應該怎麼樣避免載脂E蛋白增加，使腦活化呢？

能夠使腦活化的就是NO（一氧化氮）。NO會使血管擴張，能夠預防腦梗塞或心肌梗塞。

此外，也可以刺激腦神經組織細胞、使腦活化。

經由呼吸得到NO是很好的，但是普通的呼吸方式產生的NO量比較少，幾乎不會到達腦，所以要進行單鼻呼吸法。

這種呼吸法可以在鼻黏膜製造出很多的NO，而且嗅覺神經在鼻的深處，是腦神經當中最接近外界的部分，所以容易受到刺激。

藉著單鼻呼吸法刺激嗅神經，可以使腦神經整體活化，連額葉也活化。

由於阿滋海默症是額葉受到侵襲而造成的，因此刺激此處，使其活化，就可以預防痴呆。

阿茲海默症患者的嗅覺異常

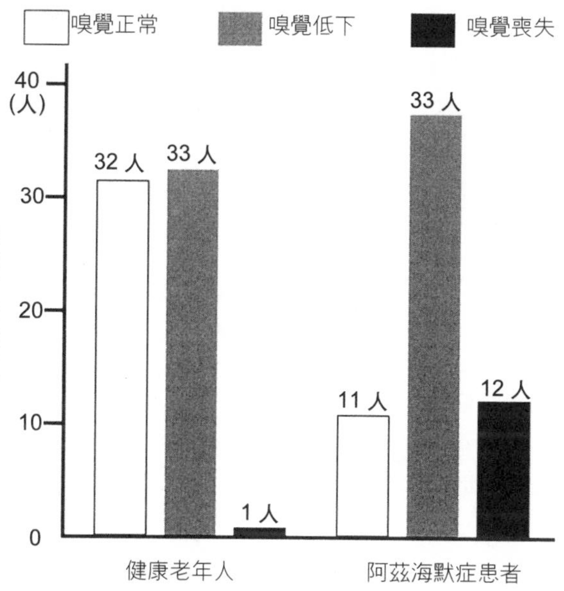

在嗅覺神經中增加的載脂E蛋白，與罹患阿茲海默症的人腦中所形成的老人斑同樣的會使得神經組織細胞顯著老化。載脂 E 蛋白會使得嗅覺神經老化或死亡，因此會出現無法分辨氣味的症狀。

資料證明一切

左邊的圖表是顯示調查健康老年人以及罹患阿茲海默症的人的嗅覺狀態。

健康老年人嗅覺正常或稍微減退，而阿茲海默症患者則以嗅覺減退或完全喪失嗅覺者占壓倒性的多數。

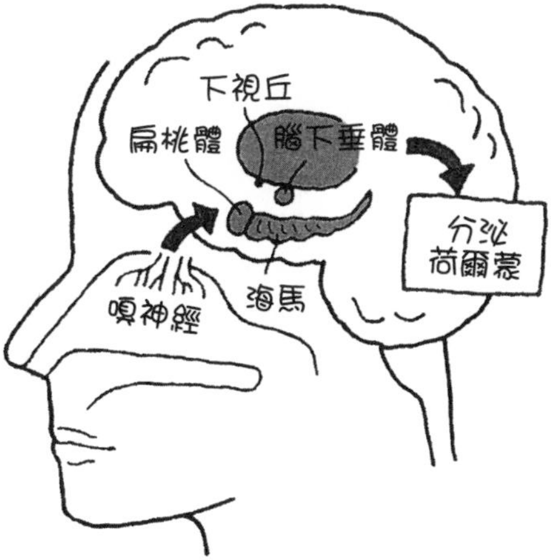

氣味刺激腦

由鼻孔吸入的氣味，經由嗅覺神經到達下視丘，刺激海馬和扁桃體，結果就會促進各種荷爾蒙的分泌。海馬及扁桃體掌管好惡或記憶，刺激此處，就能夠形成強烈的刺激。

單鼻呼吸法的進行方式

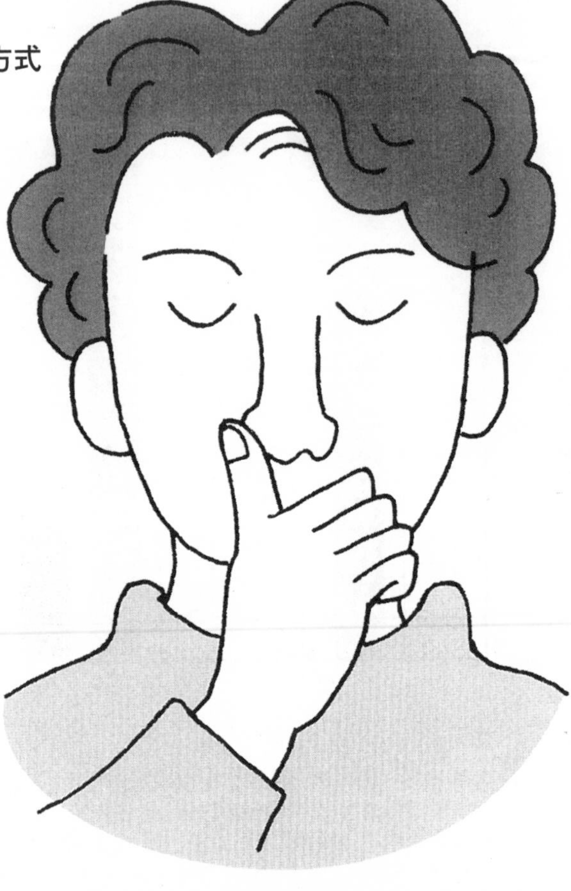

● 用手指堵住右邊的鼻孔，從左邊的鼻孔慢慢的吸氣，然後再吐氣。接著手指再堵住左邊的鼻孔，然後用右邊的鼻子吸氣，再慢慢的吐氣。

● 交互進行 10 次。重點是要持續每天進行。

進行單鼻呼吸法時的注意事項

如上圖所示，堵住一邊的鼻孔，進行單鼻呼吸法。堵住的鼻黏膜有NO積存，積存的NO等到下一次吸氣時，就會刺激嗅覺神經。

每天持續進行單鼻呼吸法刺激整個腦，就能使腦活化。一般嗅覺減退的現象很難察覺，而藉著進行單鼻呼吸法也可檢查嗅覺。

除了單鼻呼吸法以外，也可以聞一聞庭園裡盛開花朵的香氣，或者是利用芳香療法享受花草的香氣，就能夠刺激嗅覺，給予腦刺激。

利用眼睛的左右運動及吐舌運動預防痴呆

看東西、吃東西、活動手的動作，是由腦神經掌管的。如果這些動作慢吞吞的或是做得不好，就表示腦神經老化了。腦神經老化時，如果置之不理，會使身體的機能減退，同時也是引起痴呆的原因之一。

與年輕時相比，當然動作會比較不敏捷，但是為了遏止老化，至少應該要鍛鍊自己的動作。

以下的運動有效，可以嘗試一下。

●眼睛的左右運動

視神經的老化，不僅會導致視力衰退，同時也會無法掌握距離感。閉上眼睛走路時，如果走錯方向，就表示認知與行動之間出現很大的誤差，這是由於視神經的老化造成的。

檢查神經的老化

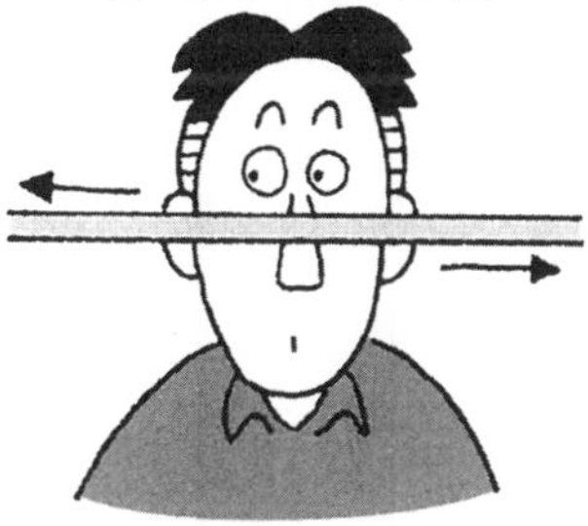

眼睛的左右運動
在眼線的高度，眼球朝左右快速移動，持續 10 秒鐘。

●吐舌運動

舌神經是從舌下神經分枝而來的，原本與腦幹相連，因此舌神經的老化會導致話說不清楚，舌頭縮小，舌的伸展不良，也會使得味覺衰退，唾液分泌不足。

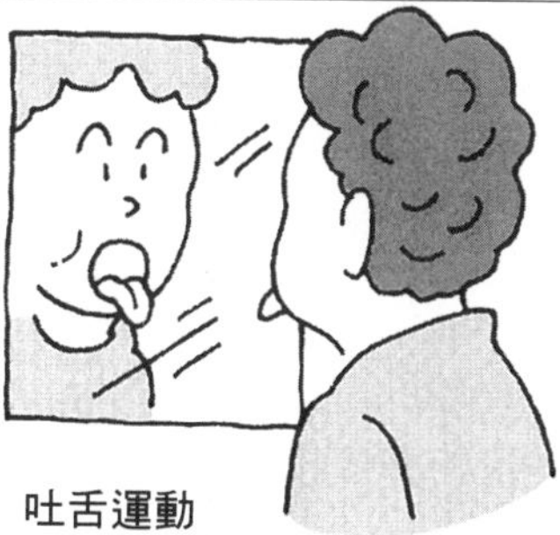

吐舌運動
舌頭用力的伸出來，如果在 5 秒內能夠吐舌 10 次，就沒有問題。只要多練習，就可以防止舌神經的老化。

39 牙齒的治療

促進腦的血流及活化需要牙齒

「8020運動」是指80歲的人還擁有20顆真止的牙齒的意思。希望自己沒有蛀牙或假牙較少的年輕牙齒。

事實上，用自己的牙齒做咀嚼動作，能夠抑制老化的進行，預防痴呆。

藉由何種作用使腦活化？

在咬硬的仙貝或法國麵包時，下巴會不會覺得很累呢？有的人會在下意識當中對這些食物敬而遠之，但是這種情況要是放任不管，就會加速老化的進行。

關於牙齒和腦的關係，目前並不是很清楚，但是咀嚼東西的動作，的確可以刺激整個腦，增加腦的血流量，使腦活化。

隨著年齡的增長，會變得沒有牙齒或是咬的力量衰退、咀嚼的次數減少，這樣對腦的刺激當然就會減少。這種狀態持續下去，就會導致痴呆。實際調查顯示，痴呆患者大多是沒有牙齒的人（參照左頁圖）。

裝假牙會使咀嚼力減弱，因此經由牙齒傳達到腦的刺激也會減弱。

此外，咀嚼的刺激對於某些荷爾蒙的分泌也會造成影響。

例如唾液腺會分泌荷爾蒙唾液腺素，唾液腺素能夠防止老化，同時也能對胰臟發揮作用，促進胰島素的分泌。而藉著咀嚼，就能大量分泌這種荷爾蒙，因此咀嚼相當的重要。

資料證明一切

調查阿茲海默症患者牙齒

的狀態，出現很有趣的結果。阿茲海默症患者幾乎都沒有牙齒，或是裝假牙的例子很多。

日本厚生省曾經進行調查，阿茲海默症患者「嗜好較少」、「休閒活動較少」、「裝全口假牙」的情形很多。

需要留下能夠咀嚼硬物的牙齒

要預防痴呆，需要咀嚼這個動作，但是最好用自己的牙齒來咀嚼，因為假牙和真正的牙齒對於腦的刺激程度是不同的。

為了能夠咀嚼硬物，必須要好好的接受蛀牙或牙周病的治療，這樣才能留下自己的牙齒。

阿茲海默症患者大多沒有牙齒

幾乎沒有牙齒的人

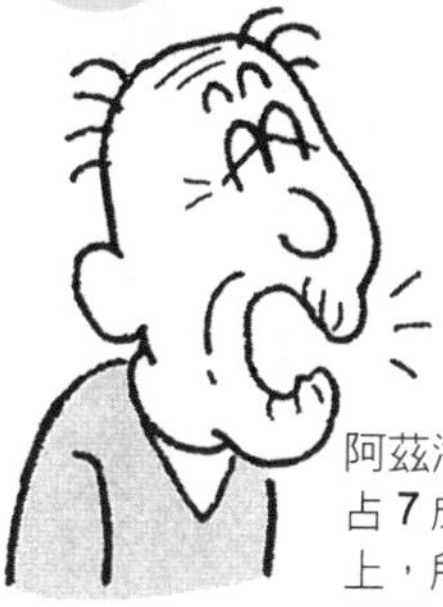

阿茲海默症…73.5%
健康的人……32.4%

阿茲海默症患者沒有留下牙齒的占7成以上，爲健康人的2倍以上，所以牙齒和阿茲海默症應該有關。

假牙（上排的人）

阿茲海默症…52.9%
健康的人……30.9%

阿茲海默症患者一半以上都裝假牙

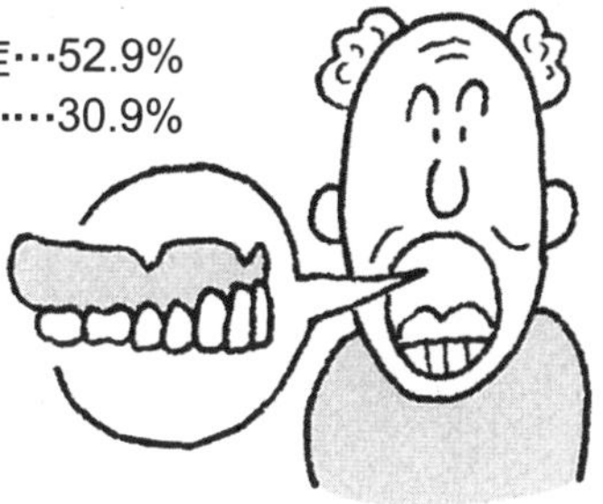

以8020爲目標，重視牙齒

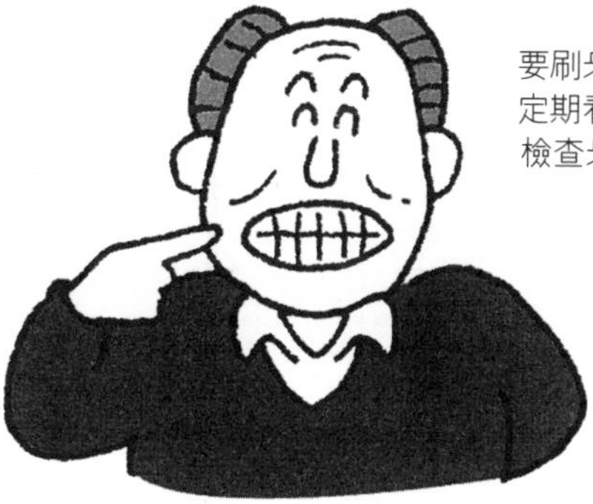

要刷牙，也要定期看牙醫，檢查牙齒。

40 走路

降血糖、血壓，使血液清澈

比慢跑更方便，可以立刻開始行動的就是走路，所以走路的人增加了。對身體的負擔比較少，是走路能夠被接受的理由之一，此外還有以下的效用：

- **降低血壓作用**
- **降低血糖值作用**
- **提高心肺功能**
- **降低膽固醇・三酸甘油脂作用**
- **消除壓力**

走路是有氧運動之一，對於中高年齡層而言，是能夠立刻得到效果的運動。

藉由何種作用降低血壓？

血壓較高的人，通常手腳等末梢的血管收縮，血液循環不良。走路會使血管擴張，促進血液循環，血液會送達全身各個角落，於是血壓就會下降，而且非常穩定。

平常運動不足的人，藉著走路也能夠提高心肺的功能。一旦提高心肺功能，心臟將血液送達全身的力量增強，則以往必須用較高壓力才能送出的血液，現在可以輕鬆的送出，這樣就能降血壓了。

適度的運動也可以消除壓力，對於因為壓力而血壓上升的人有效。

走路能夠使全身血液循環

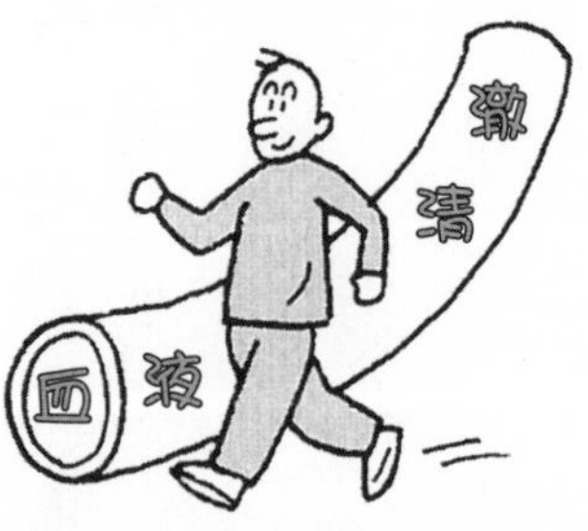

走路是全身運動，所以能促進血液循環，尤其能使末梢的血液循環順暢。

藉由何種作用降低血糖值？

藉著走路使血糖值下降，比利用運動消耗熱量而使血糖下降的效果更大。

糖尿病患者，特別是肥胖者，代謝血中葡萄糖的胰島素功能不良，也就是「胰島素耐受性減退」。

進行走路等有氧運動，能夠消耗掉積存在內臟的脂肪。內臟脂肪消失，就能夠恢復胰島素的耐受性。如此一來，胰島素就能夠發揮效果，使葡萄糖代謝順暢，降低血糖值。

恢復胰島素耐受性之後，就能夠減輕胰臟的負擔，促進胰島素的分泌。

糖尿病的人或高血糖的人，血中的膽固醇或三酸甘油脂比較高，動脈硬化容易進行。走路可以減少三酸甘油脂，增加好膽固醇，所以膽固醇值也相當的穩定，結果就能改善動脈硬化。

走路時能夠消耗掉血液中的葡萄糖

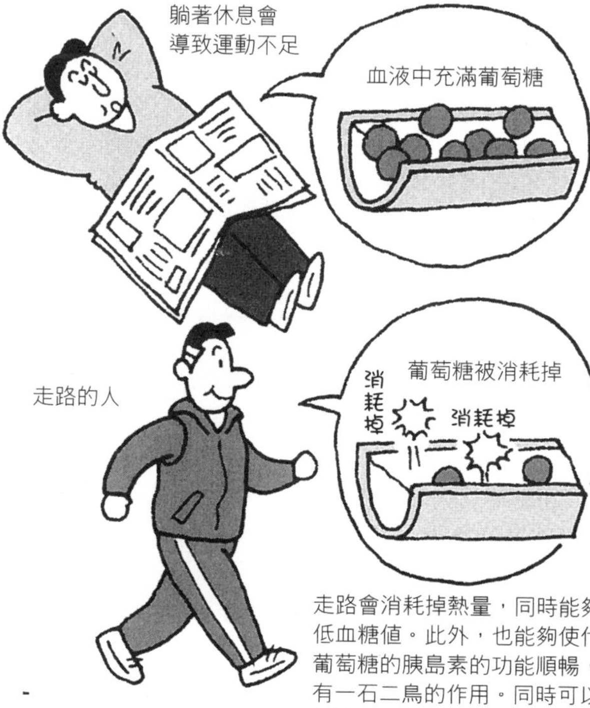
躺著休息會
導致運動不足
血液中充滿葡萄糖
走路的人
葡萄糖被消耗掉
消耗掉
消耗掉

走路會消耗掉熱量，同時能夠降低血糖值。此外，也能夠使代謝葡萄糖的胰島素的功能順暢，具有一石二鳥的作用。同時可以抑制動脈硬化的進行。

採用何種走路方式比較好？

關於走路，很多人認為多走幾步比較好，但是一開始就給自己嚴格的目標，恐怕無法持之以恆。

例如，出外購物時不要騎自行車，可以走走路，或是不要依賴電梯或手扶梯，養成爬樓梯的習慣，從最簡單的事情開始做起。

習慣之後，可以慢慢的延長時間或距離。

只要遵守這裡所指示的秘訣和注意要點，就可以長久持續下去。要把走路當成每天的習慣，長期進行。

使走路長久持續下去的秘訣

●和自己的身體狀況商量
血壓較高、發燒、心悸或頭暈要休息。

●和朋友一起走路
爲了長期持續下去，最好和朋友一起走路，但是要避免競爭。

●創造樂趣
可以在地圖上畫出自己走路的距離，或者是到鄉間小路散步，從中發現樂趣。

●休息
30 分鐘休息一次。這時要檢查呼吸和脈搏跳動次數。

●不要忘記補充水分
爲避免血液黏稠，因此要補充水分。

●可以用步數計測量步數
到底走了幾步？到底走了幾公里？可以用步數計來測量。

正確的選擇走路用的鞋子

為了避免膝蓋受損或是磨破腳，要選擇鞋子。走路的衝擊會損傷膝關節和腳跟，因此要到專門店購買鞋子，並接受專家的建議。

選鞋的重點
在腳有點水腫的傍晚時分選鞋比較好。

腳趾前端要能夠輕鬆的伸直，同時腳趾能朝左右輕鬆移動的寬度比較好。

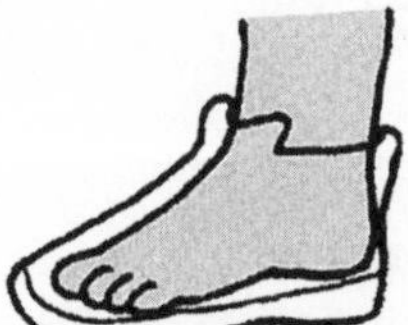

選擇比較厚、有氣墊的鞋底，能夠緩衝來自地面衝擊的鞋子素材比較好。

走路的正確姿勢與注意要點

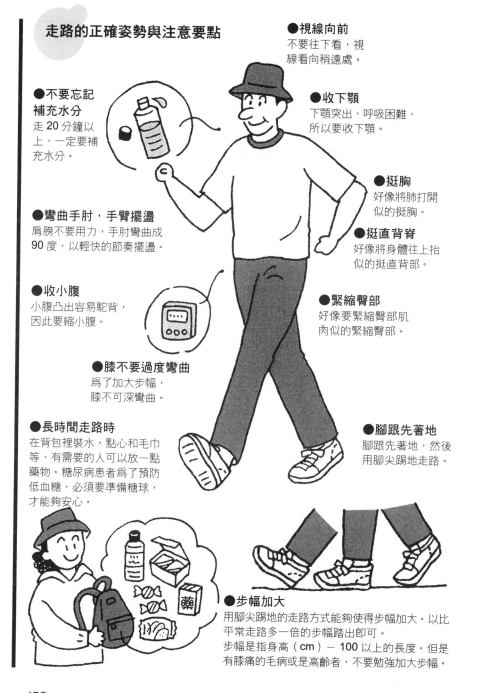

●視線向前
不要往下看，視線看向稍遠處。

●不要忘記補充水分
走 20 分鐘以上，一定要補充水分。

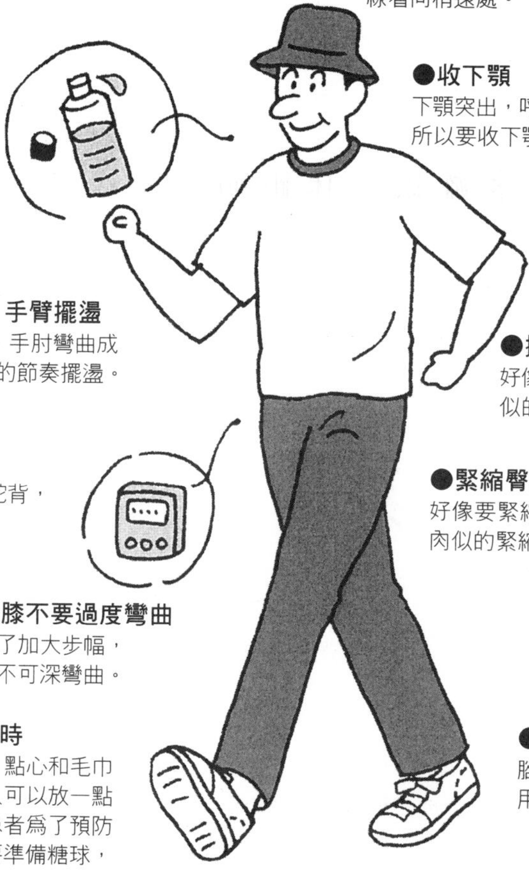

●收下顎
下顎突出，呼吸困難，所以要收下顎。

●挺胸
好像將肺打開似的挺胸。

●彎曲手肘，手臂擺盪
肩膀不要用力，手肘彎曲成 90 度，以輕快的節奏擺盪。

●挺直背脊
好像將身體往上抬似的挺直背部。

●收小腹
小腹凸出容易駝背，因此要縮小腹。

●緊縮臀部
好像要緊縮臀部肌肉似的緊縮臀部。

●膝不要過度彎曲
爲了加大步幅，膝不可深彎曲。

●長時間走路時
在背包裡裝水、點心和毛巾等，有需要的人可以放一點藥物。糖尿病患者爲了預防低血糖，必須要準備糖球，才能夠安心。

●腳跟先著地
腳跟先著地，然後用腳尖踢地走路。

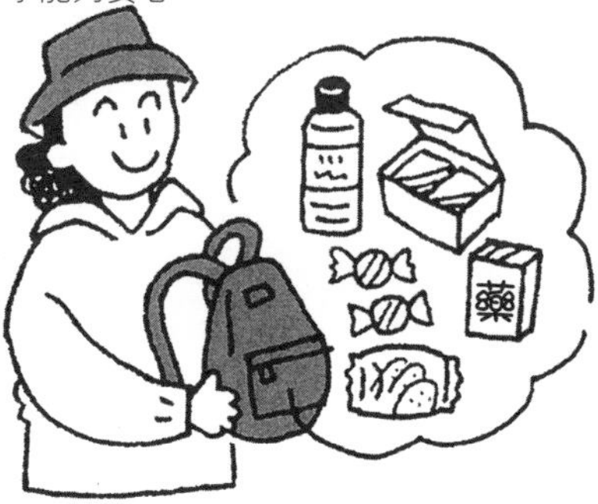

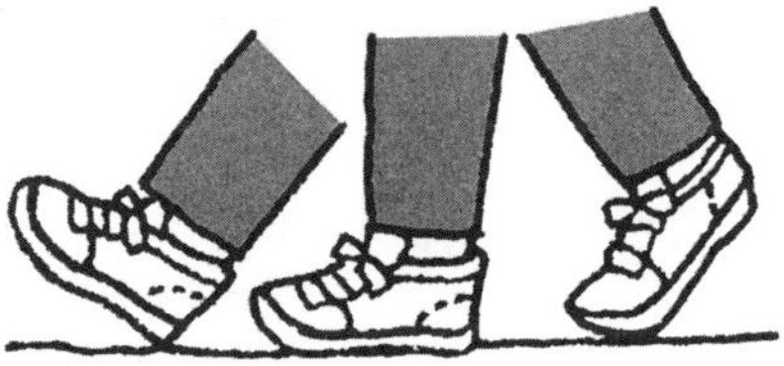

●步幅加大
用腳尖踢地的走路方式能夠使得步幅加大。以比平常走路多一倍的步幅踏出即可。
步幅是指身高（cm）－ 100 以上的長度。但是有膝痛的毛病或是高齡者，不要勉強加大步幅。

走多少距離比較好？

到目前為止，如果是為了減肥而走路，有人認為大概要花20分鐘才能夠使體脂肪燃燒。不過根據最近的研究，在20分鐘的空檔內加入休息的時間來走路，則體脂肪的燃燒並不會產生很大的差距。因此不要勉強，可以一邊休息一邊走路。

習慣之後，可以自然的延長時間與走路的距離。不要在一開始的時候決定走1小時，可以走較短的時間，一天內分成2～3次來進行，避免增加太大的負擔。

運動的強度和年齡、體力都要注意，不要太勉強。大致的標準如圖所示，可以利用脈搏的跳動次數來計算運動強度。尤其60歲以上的人不要勉強，僅止於60%的強度的運動就可以了。

在開始走路之前，最好先和醫師商量一下，決定到底要進行到什麼程度，這樣才能夠安心。

了解不會勉強的運動強度

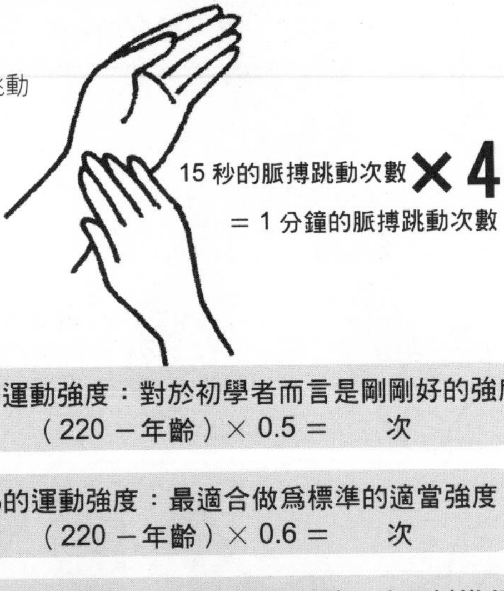

測量脈搏跳動次數 15 秒
15 秒的脈搏跳動次數×4
＝1 分鐘的脈搏跳動次數

50%的運動強度：對於初學者而言是剛剛好的強度
（220 －年齡）× 0.5 ＝　　次

60%的運動強度：最適合做爲標準的適當強度
（220 －年齡）× 0.6 ＝　　次

75%的運動強度＝如果不覺得勉強，也可以進行
（220 －年齡）× 0.7 ＝　　次

按照以上的計算公式算出的脈搏跳動次數，當成大致的標準。最初要知道自己的脈搏跳動次數是多少，實際測量之後，了解到底進行了何種程度的運動。同時，確認適合自己的運動強度。在運動中途也要時時測量脈搏，避免過度或有所不足，這樣就可以調節運動的方法。

不會對腰和膝造成負擔的水中漫步

中高年齡層開始走路時，容易出現腰痛或膝痛的毛病。運動不足或肥胖的人也會出現這些現象。此外，因為老化而衰弱的腰和膝關節，一旦承受了太多的負擔，就會出現這些現象。

有的人一開始走路就會覺得腰痛或膝痛。這時，最好採用水中漫步的方法。

在水中漫步，可以藉著水的浮力，消除體重的負荷，而且藉著水的阻力，在短時間內就可以有效的燃燒熱量。

水中漫步的重點

●開始前

先接受專家的指導。高血壓或糖尿病患者，最好先去請教醫師再開始行動。

●水深到達胸部

在溫水池中比較好。考慮到水壓和水的阻力，不適合比較深的游泳池。深度到達胸部即可。

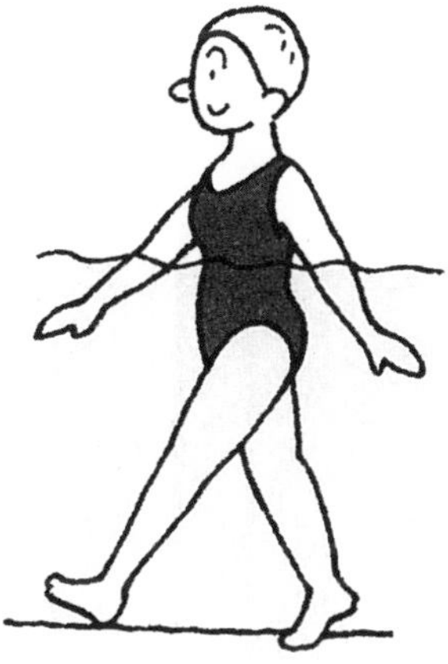

①向前走

手大幅度擺盪往前走。步幅加大，從腳跟先著地。初學者可以從這種走路方式開始練習。

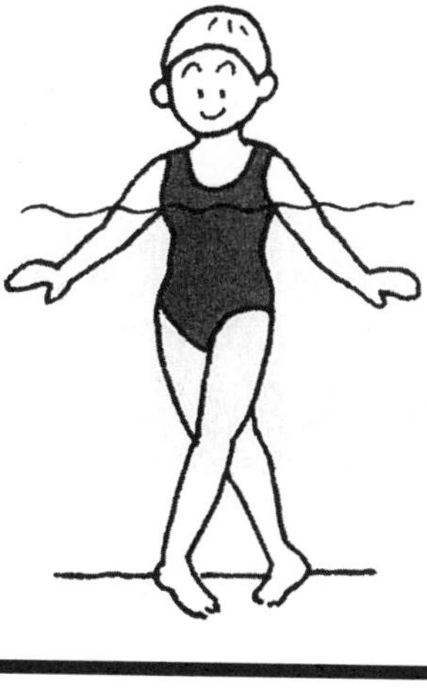

②側走

習慣向前走之後，可以向側走挑戰。雙腳交叉朝側面前進。手臂張開，保持平衡。

③用單腳走

膝抬高，用力向後踢，同時另一隻腳往前走。

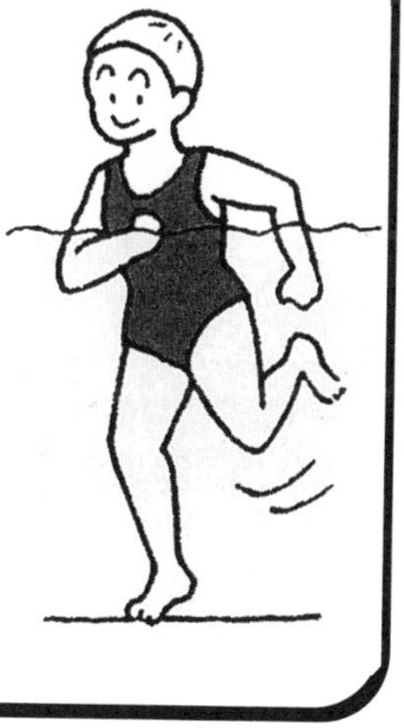

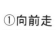

日常生活篇

41 血液清澈預防痴呆體操

有助於發現痴呆

持續做體操檢查痴呆

早期發現，早期治療，就能抑制痴呆的進行。因此，盡早發現預兆是很重要的。

接下來介紹的體操，不僅可以發現痴呆的症狀，也有助於預防痴呆。

如果這套體操做得不好或是做不習慣，最好去看專門醫師。此外，每天持續才能夠預防痴呆。

星光閃耀測試・體操

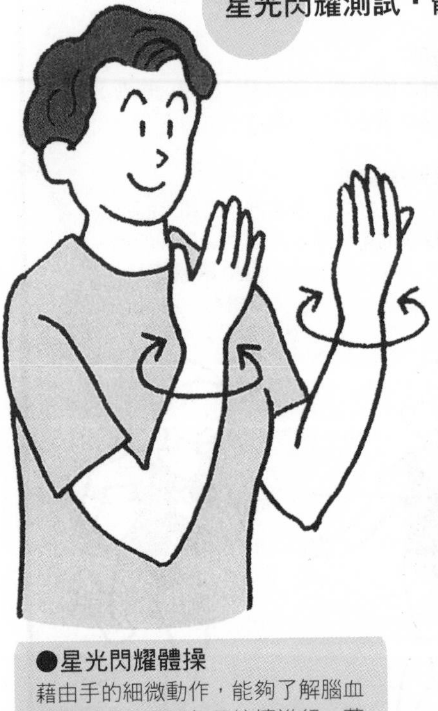

●測試方法

雙肘彎曲，在放鬆的狀態下將手舉到胸的高度。手掌置於面前。轉動手腕，做出像是星光閃耀般的手勢，手掌、手背反覆旋轉。動作盡量迅速，持續15秒鐘。

●判定

15秒要做25～30次，若左右手能規律的活動，就沒有問題。慣用的手當然會做得比較順暢，所以就算兩手有點差距也無妨。但是如果左右不規則，或是活動速度比較慢，就必須要注意了。可能是有小腦障礙、腦溢血、腦梗塞或隱藏性腦梗塞等問題。

●星光閃耀體操

藉由手的細微動作，能夠了解腦血管的障礙，最好每天持續進行。藉著體操，能夠使腦的血流順暢，有助於預防痴呆。

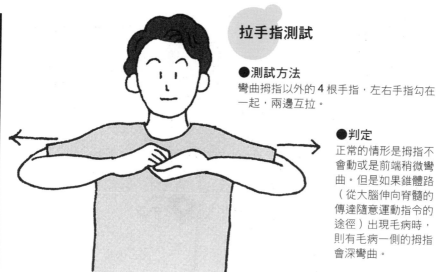

拉手指測試

●測試方法

彎曲拇指以外的 4 根手指，左右手指勾在一起，兩邊互拉。

●判定

正常的情形是拇指不會動或是前端稍微彎曲。但是如果錐體路（從大腦伸向脊髓的傳達隨意運動指令的途徑）出現毛病時，則有毛病一側的拇指會深彎曲。

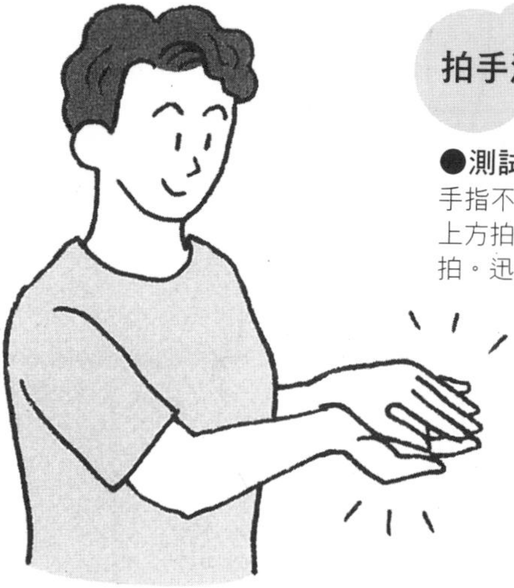

拍手測試・體操

●測試方法

手指不要張開，一邊手掌朝上，另一邊手掌則從上方拍下。先是手掌對拍，然後是手掌和手背對拍。迅速交互進行。左右手互換進行。

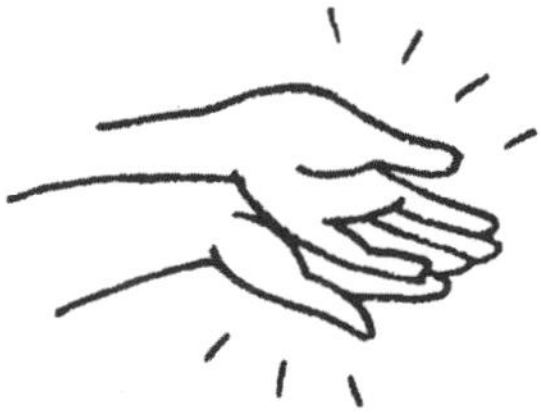

●拍手體操

很有節奏的持續進行這個運動，能夠有效改善手的血液循環。習慣之後，以「表裡表裡」交互進行，然後再進行「表表裡裡」，各拍 2 次，花點工夫練習。

●判定

在拍手時，如果左右手的疼痛感覺一樣，就沒有問題。如果左右手的疼痛感覺不一樣，就表示大腦的知覺中樞老化，也可能是腦溢血、腦梗塞、慢性硬膜下血腫瘤或隱藏性腦梗塞等症狀。

平行線側跳體操

●這是什麼體操？

對足腰有自信的人，可以做這個體操。按照反覆側跳的要領進行。畫一條爲肩寬2倍左右的平行線，可以用膠帶貼在榻榻米或地上。不要踏到線，以跨過線的方式側跳，然後雙腳併攏站立。

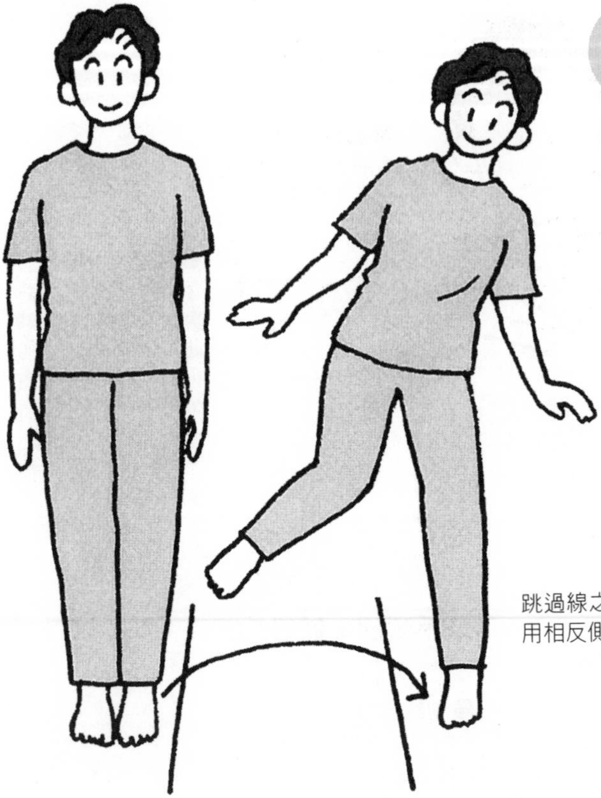

跳過線之後，雙腳併攏站立，接著用相反側的腳跳過線，反覆進行。

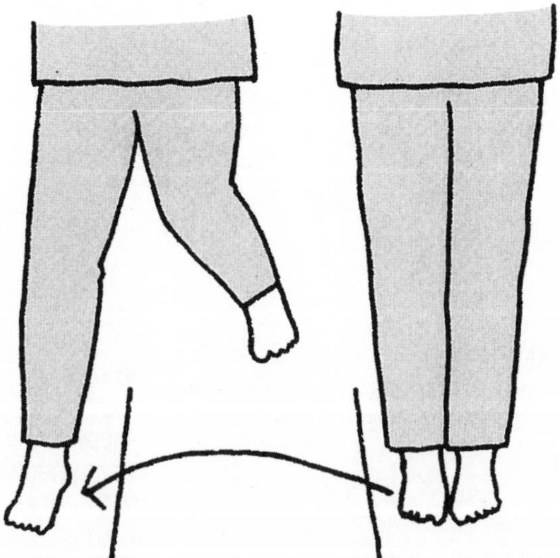

●做多久比較好？

最初進行 1 分鐘就會覺得呼吸困難，其後可以慢慢的延長時間。每天進行 5 分鐘，就會擁有相當大的運動量。能夠提升下半身的肌力，同時促進血液循環，有助於腦的活化。

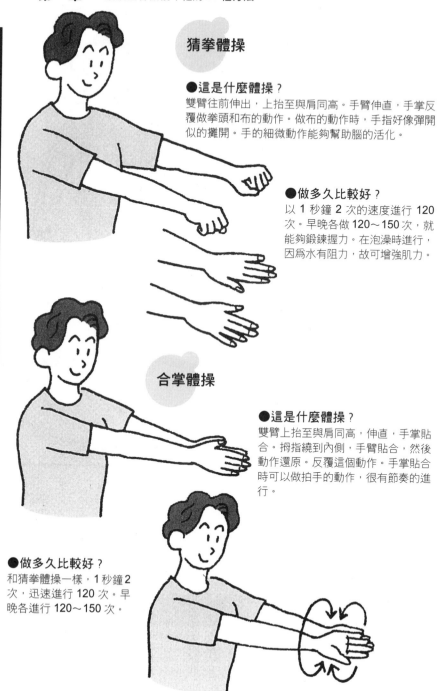

猜拳體操

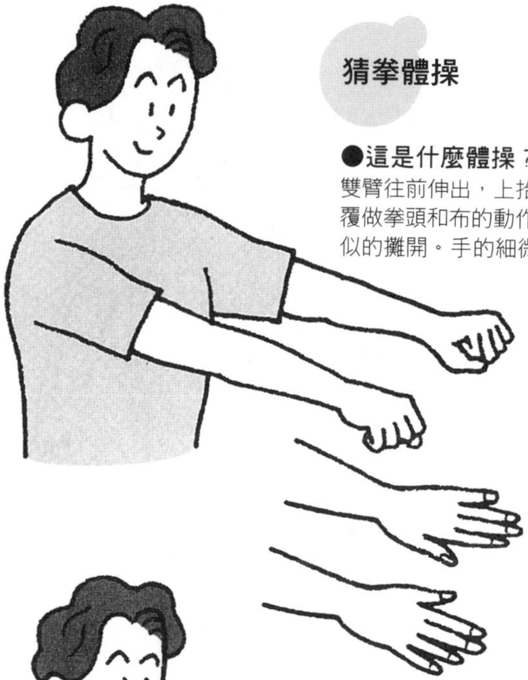

●這是什麼體操？

雙臂往前伸出，上抬至與肩同高。手臂伸直，手掌反覆做拳頭和布的動作。做布的動作時，手指好像彈開似的攤開。手的細微動作能夠幫助腦的活化。

●做多久比較好？

以 1 秒鐘 2 次的速度進行 120 次。早晚各做 120～150 次，就能夠鍛鍊握力。在泡澡時進行，因爲水有阻力，故可增強肌力。

合掌體操

●這是什麼體操？

雙臂上抬至與肩同高，伸直，手掌貼合。拇指繞到內側，手臂貼合，然後動作還原。反覆這個動作。手掌貼合時可以做拍手的動作，很有節奏的進行。

●做多久比較好？

和猜拳體操一樣，1 秒鐘 2 次，迅速進行 120 次。早晚各進行 120～150 次。

蒙眼踏步測試

●測試方法

蒙住眼睛，手自然擺動，膝往上抬，數 1、2、3，原地踏步，踏 50 下。事先在地上畫直徑 1m 的圓，然後在圓內踏步，了解和蒙住眼睛之前的位置的差距有多少。

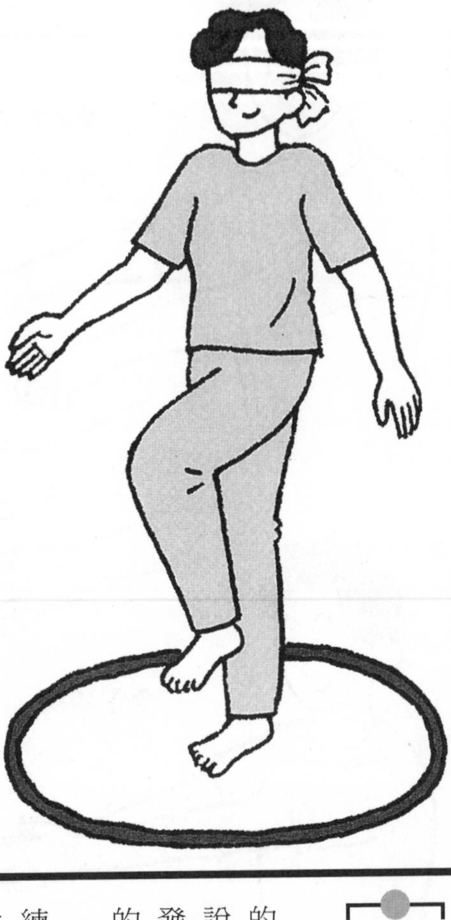

●判定

40～50 歲的人，如果角度差了 45 度，只挪移了 50cm，就沒有什麼問題。但是如果離圓圈太遠，或是中途跌倒，則表示腦老化，可能存在一些疾病。差距太大的人，最好進行單腳站立或是踏步，持續做能夠維持平衡感覺的體操比較好。

可以進行這種測試

要刺激腦，最好用繞口令的方式來說話，就可以知道話說得清不清楚。藉此可以早期發現腦的小血管是否出現微小的腦梗塞現象。

此外，藉著語言的測試或練習，能夠使得腦的額葉活化。

●繞口令測試

例如「吃葡萄不吐葡萄皮，不吃葡萄倒吐葡萄皮」等，可以列出幾個繞口令，大聲清楚的念出來。

踢陣步體操

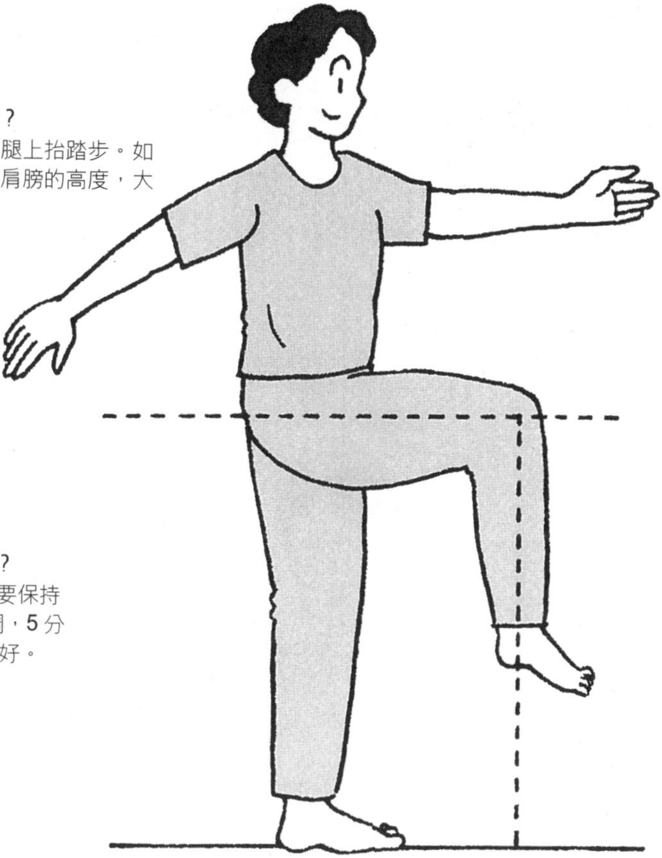

●這是什麼體操？

手大幅度擺盪，大腿上抬踏步。如圖所示，手擺盪到肩膀的高度，大腿也與地面保持水平。運動量多對腦的刺激比較大，但是膝關節或腰椎損傷的人，不適合做這個運動。

●做多久比較好？

慢慢的做沒有效，要保持1分鐘40次的步調，5分鐘進行200次比較好。

●文字接龍測試

可以決定人物或花草名稱等主題，玩接龍遊戲。如果容易忘記，就必須要注意了。

●語言聯想測試

例如「過年」、「小孩」等，從兩個單字開始聯想，看看30秒內能夠說出幾個。如果能夠說出5個以上，就算合格了。如果是4個以下，則可能是額葉老化，完全說不出來，就表示整個腦老化。

以上的語言測試，對象是自己一個人，隨時都可以進行。與其發呆或是看電視，還不如持續刺激腦。養成習慣做這些測試比較好。

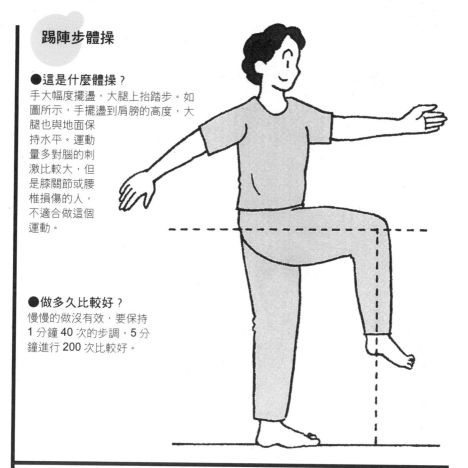

雙手旋轉體操

●這是什麼體操？
鍛鍊將來自於腦的掌管運動的指令傳達到手腳的椎體路，以及可以適度增強肌肉的體操。坐著進行，有助於預防肩膀痠痛。

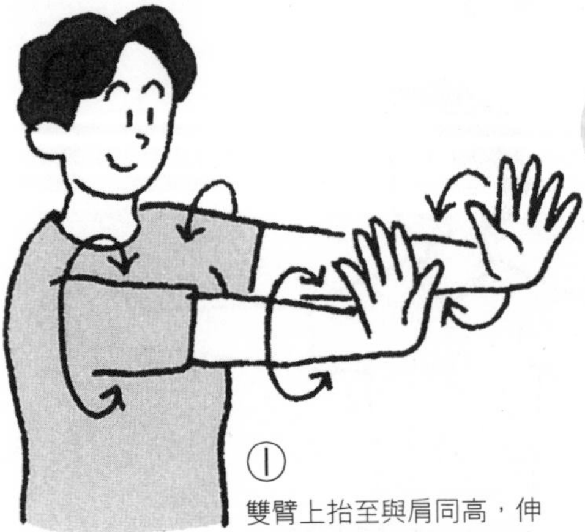

①

雙臂上抬至與肩同高，伸直。手掌與手臂垂直豎立，手指併攏。

在①的狀態下，手腕好像撫摸牆壁似的轉動手臂。不要大幅度的旋轉，大約好像畫 10cm 的圓即可。

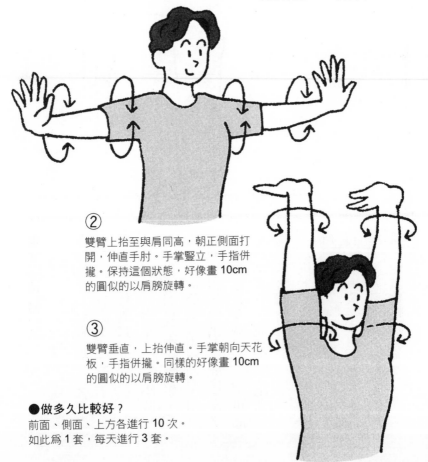

②

雙臂上抬至與肩同高，朝正側面打開，伸直手肘。手掌豎立，手指併攏。保持這個狀態，好像畫 10cm 的圓似的以肩膀旋轉。

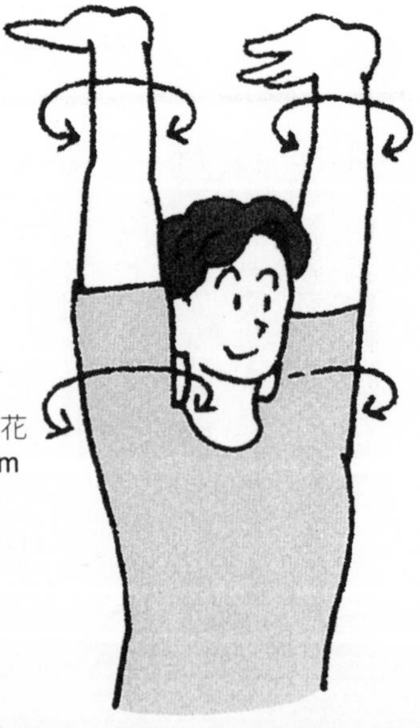

③

雙臂垂直，上抬伸直。手掌朝向天花板，手指併攏。同樣的好像畫 10cm 的圓似的以肩膀旋轉。

●做多久比較好？
前面、側面、上方各進行 10 次。
如此爲 1 套，每天進行 3 套。

滾動體操

●這是什麼體操？

躺下來，手腳伸直，不停的滾動。
只要有 3 個榻榻米大的空間就夠了。
不要只向同一邊滾動，相反側也要滾動同樣的次數。

這樣不僅使用到整個身體，同時能夠預防腦血管阻塞，改善頭暈、關節僵硬，改善及預防腰痛。同時也能預防呼吸系統或循環系統的疾病。

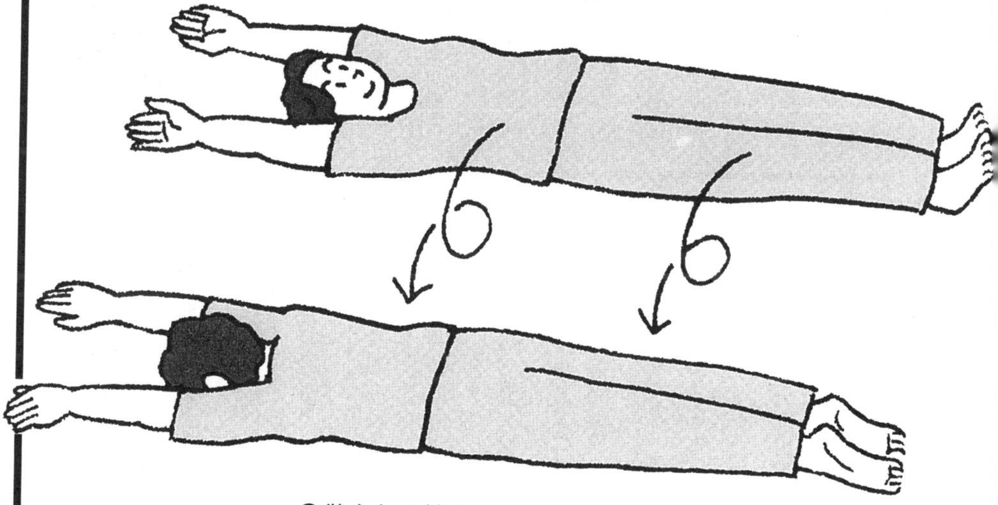

●做多久比較好？

最初 1 套進行 5 次，1 天進行 2 套。習慣之後再增加套數。有時候會頭暈，可以慢慢的滾動。

「平常的動作也能成爲有用的體操」

為預防痴呆，平常就要下意識的多活動身體和頭腦。覺得慵懶時，就應該要做做運動。藉此就能促進腦的活化，預防身體機能的減退。

外出購物時不要騎自行車，可以走走路，或是不要用拖把拖地，而用抹布擦地，這些小動作的累積非常重要。做菜、寫寫家庭收支簿或縫紉、編織等，都有助於腦的活化。

懶得活動時，就表示腦和身體的機能減退了，一定要多注意。

日常生活篇

42 消除高血壓體操

防止脆弱血管的進行

藉由降血壓體操防止脆弱血管

持續出現高血壓的狀態時，血管因為承受強大的壓力而受到壓迫，導致動脈硬化。這時血管失去柔韌性而變硬，變得好像破爛的橡皮管一樣，而血管阻塞破裂的危險度也隨之增高。

要降血壓，將血壓控制在正常值，就必須改善飲食，同時藉著運動或體操進行血壓管理法，這種方法非常有效。

爲什麼體操能降血壓呢？

做體操等運動，感覺好像會使血壓上升，但是一邊吸入氧，一邊進行有氧運動，能夠提高心肺功能，促進血液循環，所以血壓能夠下降。

提高心肺功能，攝取的氧量增加，手腳的末梢血液循環順暢，就能夠輕鬆的送出血液，減輕對心臟的負擔，而且也能藉著放鬆效果減輕壓力，能夠有效的降血壓。

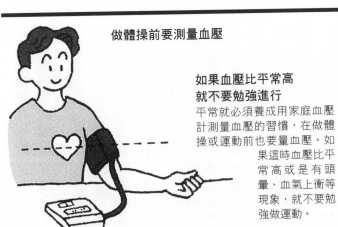

做體操前要測量血壓

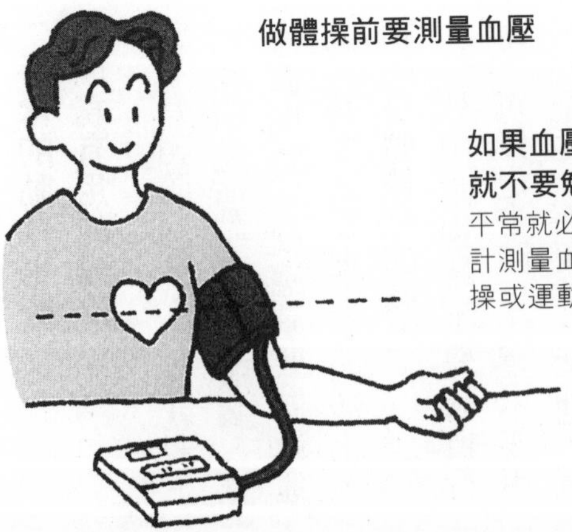

如果血壓比平常高就不要勉強進行

平常就必須養成用家庭血壓計測量血壓的習慣，在做體操或運動前也要量血壓。如果這時血壓比平常高或是有頭暈、血氣上衝等現象，就不要勉強做運動。

血壓體操①

●這是什麼體操？
這是活動全身肌肉的體操，只要反覆進行就能增強肌力。配合喜歡的音樂做體操，就能提高放鬆效果。加快速度進行，就能提高心肺功能。

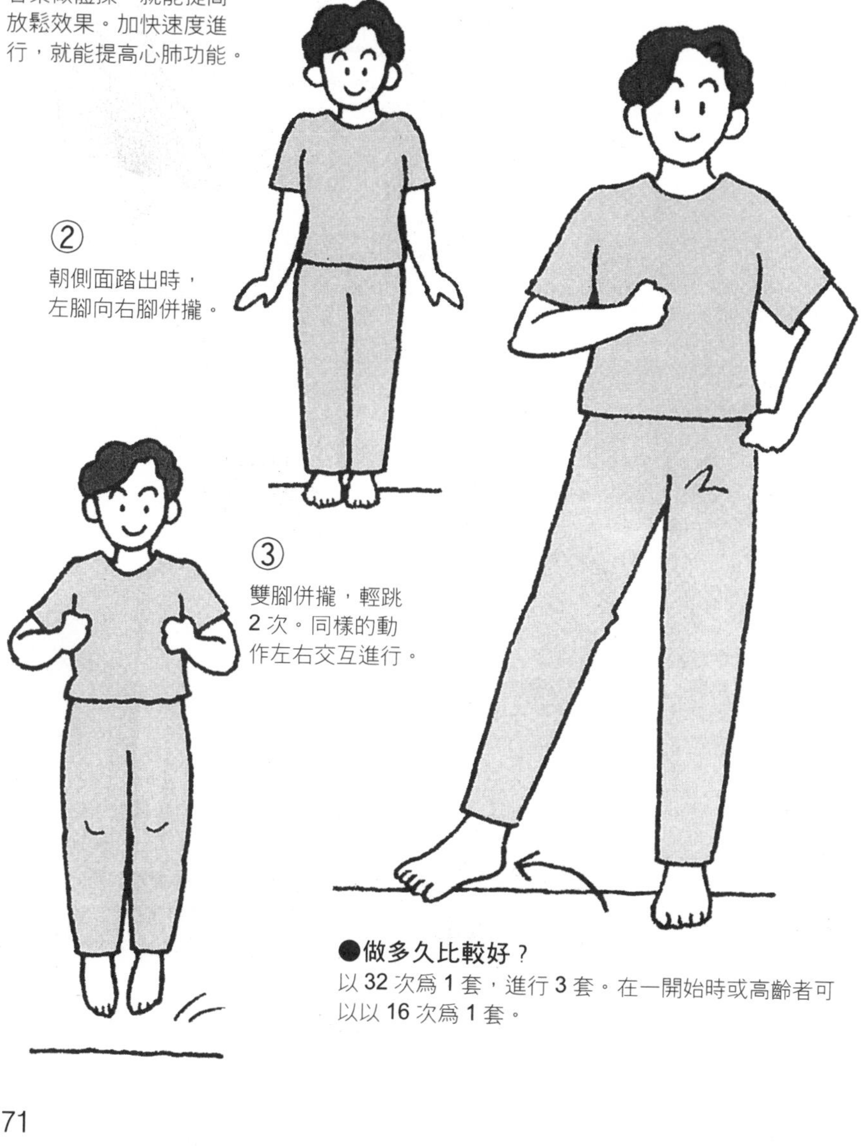

①
保持放鬆的狀態站立，右腳朝側面踏出。

②
朝側面踏出時，左腳向右腳併攏。

③
雙腳併攏，輕跳 2 次。同樣的動作左右交互進行。

●做多久比較好？
以 32 次為 1 套，進行 3 套。在一開始時或高齡者可以以 16 次為 1 套。

血壓體操②

●這是什麼體操？

高血壓的人，下半身的血液循環尤其不良。這個體操可以充分活動下半身，使血液循環順暢。如果做①的體操感覺吃力，則可以只做②的體操。

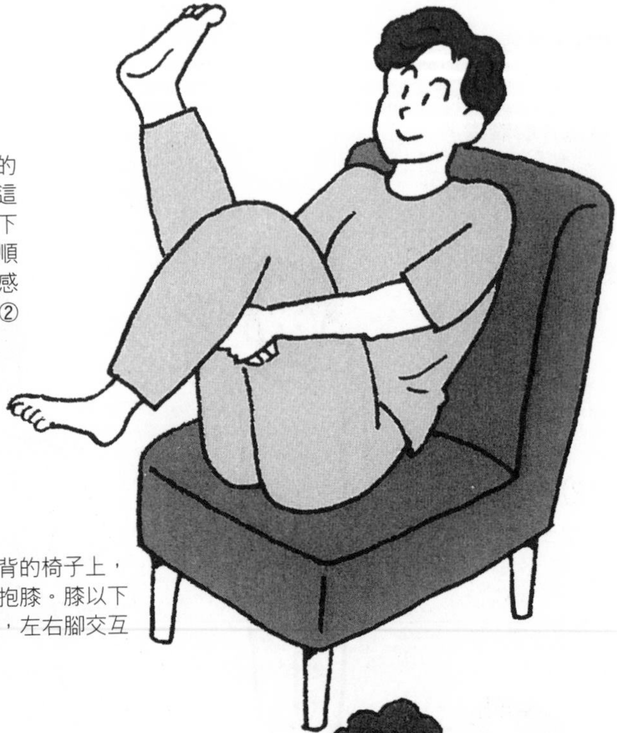

①

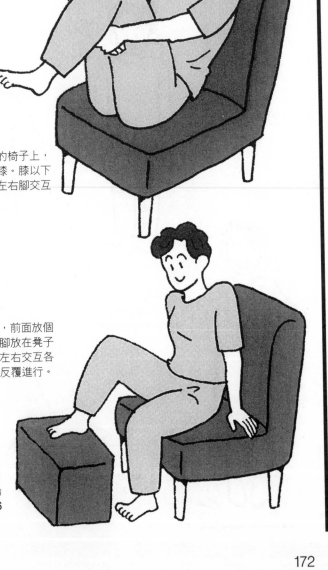

坐在有靠背的椅子上，雙手從後抱膝。膝以下放鬆力量，左右腳交互屈伸。

②

坐在椅子上，前面放個小凳子，將腳放在凳子上再放下，左右交互各進行 2 次，反覆進行。

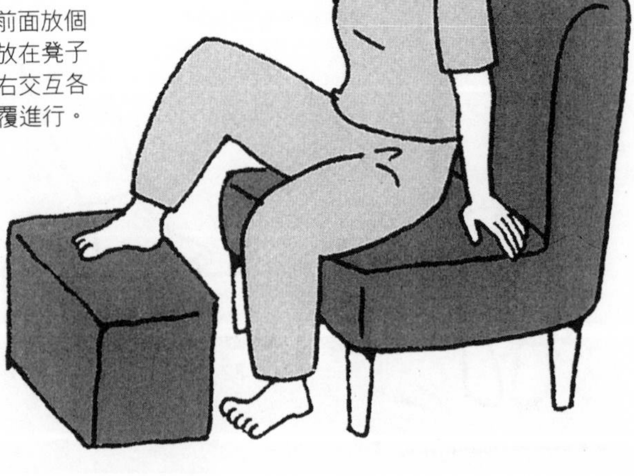

●做多久比較好？

①與②都以 32 次爲 1 套，各進行 3 套。高齡者或不習慣時，要以16次爲 1 套。

血壓體操③

●這是什麼體操？

這是促進手腳末梢血液循環的體操。在早上從被子裡鑽出來之前進行，可以抑制血壓突然上升。此外，長時間坐著或站立之後進行，可以使血壓下降，全身放鬆。

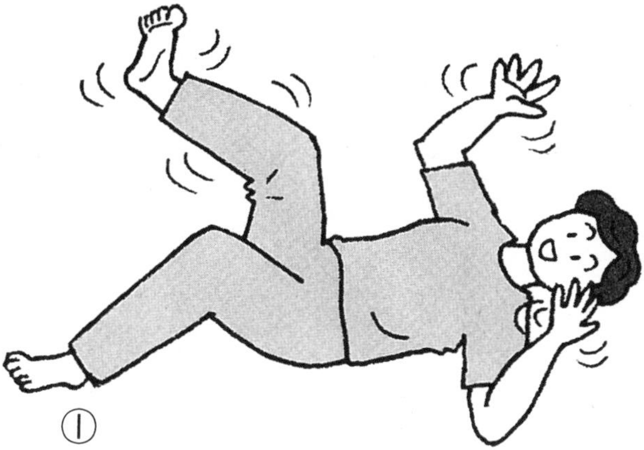

①

雙手和左右任何一隻腳抬起，放鬆手腕和腳踝的力量。手掌以及膝至前方的足部不斷的抖動。如果無法手腳同時進行，也可以只進行單側。

●做多久比較好？

一開始慢慢進行，然後加快速度，進行 5 分鐘。稍微休息以後再進行 5 分鐘。

②

做完①之後，雙手在大腿後側支撐，腳上抬，腳踝不斷的旋轉。左右交互各旋轉 32 次。

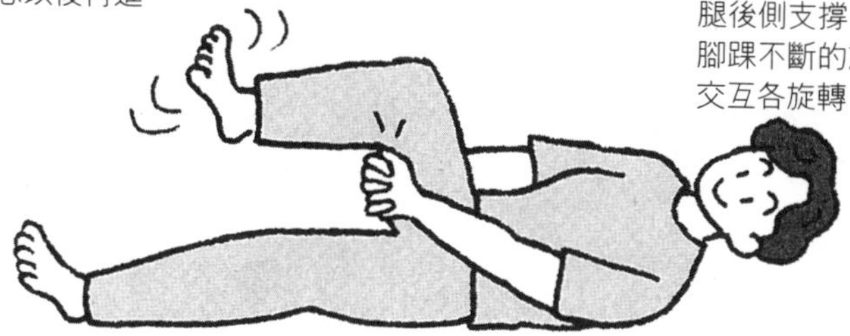

建議的其他運動

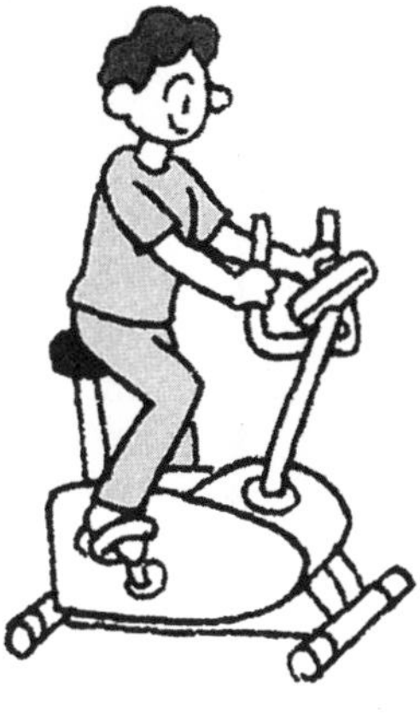

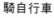

騎自行車

可以利用健身房裡的自行車裝置，長時間進行有氧運動。能夠有效的促進全身血液循環。

金魚運動

腰部以下朝左右擺盪。可利用以郵購方式購買器具來做。能夠促進下半身的血液循環。

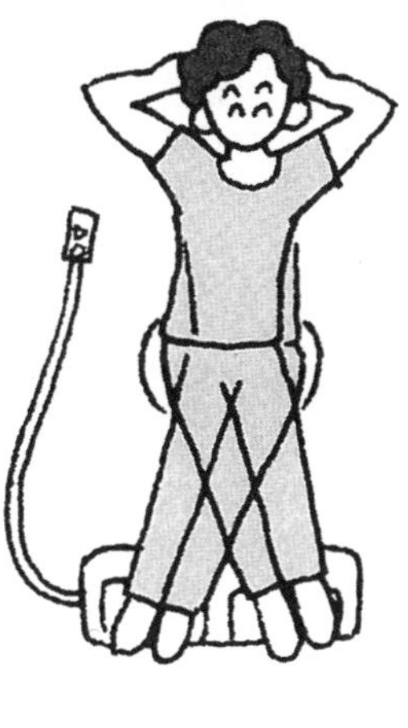

43 改善血糖體操

利用體操消除黏稠血液

運動可以消耗掉多餘的葡萄糖

血糖值較高的人或糖尿病患者，必須減少血液中多餘的葡萄糖。但如果胰島素分泌不良或效果不彰，就必須利用輔助者。食物療法很重要，但是還可以併行運動療法。

藉由運動或體操消耗掉葡萄糖，就能夠減輕胰臟的負擔，節省胰島素，提升效果。

任何人都可以做的毛巾體操

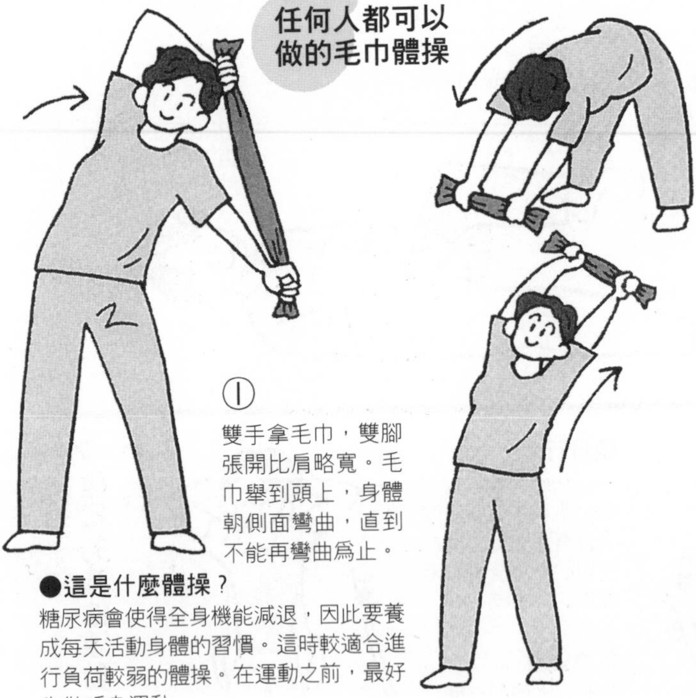

①

雙手拿毛巾，雙腳張開比肩略寬。毛巾舉到頭上，身體朝側面彎曲，直到不能再彎曲爲止。

②

身體往前彎，讓毛巾能夠碰到地面。如果不覺得痛苦，就盡量往前彎曲。接著，雙手伸直，上身朝後仰。

●這是什麼體操？

糖尿病會使得全身機能減退，因此要養成每天活動身體的習慣。這時較適合進行負荷較弱的體操。在運動之前，最好先做暖身運動。

●做多久比較好？

前後左右各做 4 次，
1 天進行 5～10 分鐘。

葡萄糖消耗運動

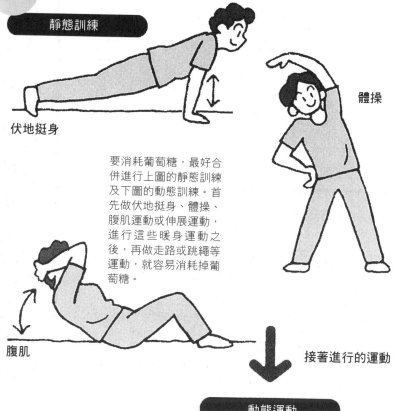

靜態訓練

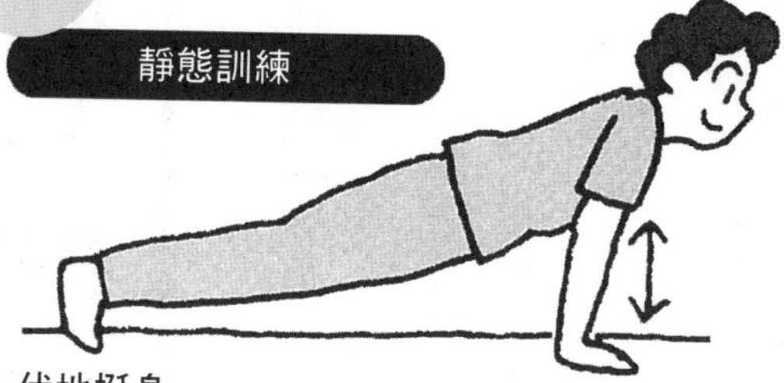

伏地挺身

體操

要消耗葡萄糖，最好合併進行上圖的靜態訓練及下圖的動態訓練。首先做伏地挺身、體操、腹肌運動或伸展運動，進行這些暖身運動之後，再做走路或跳繩等運動，就容易消耗掉葡萄糖。

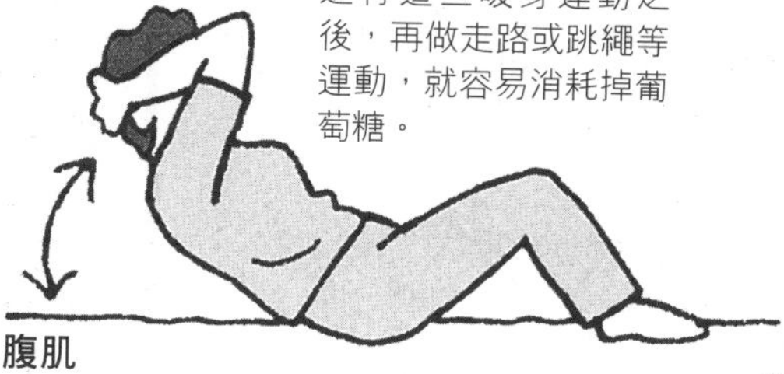

腹肌

接著進行的運動

動態運動

跳繩

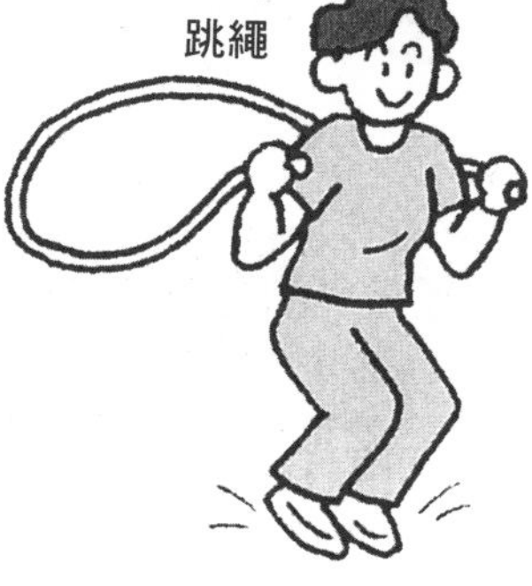

走路

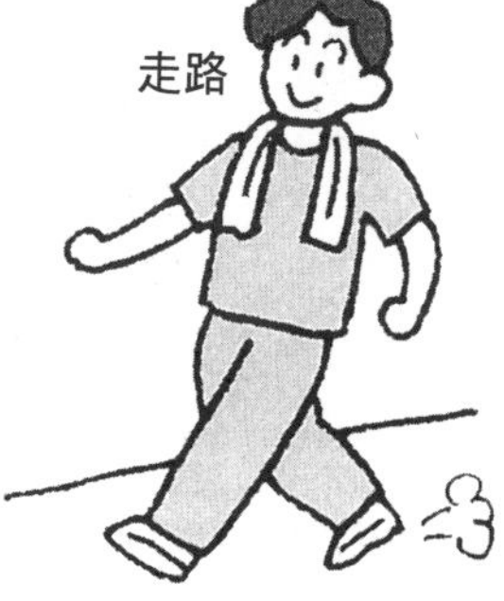

爲了避免在運動中途發生低血糖現象，最好在飯後 30 分鐘到 1 小時進行運動。如果有嚴重疾病的併發症，則最好先和醫師商量再做運動。運動時間不要過度集中，分爲早上 20 分鐘、傍晚 30 分鐘來進行較好。

日常生活篇

44 使血液清澈的穴道

能夠緩和糖尿病、高血壓的症狀

為什麼穴道有效？

穴道是東方醫學的概念，位於「經絡」這個身體氣的通道的樞紐處。刺激穴道，可以藉由經絡治好身體失調的原因，調整身體機能。

西方醫學只能夠局部的治療疾病，而東方醫學則能夠改善全身的狀態。

藉著刺激穴道提高全身機能，就能夠改善黏稠血液。

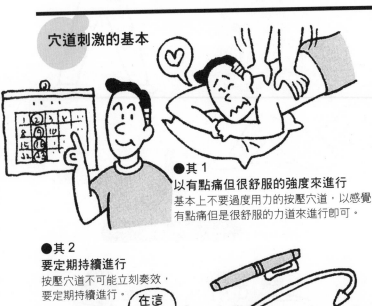

穴道刺激的基本

●其 1

以有點痛但很舒服的強度來進行

基本上不要過度用力的按壓穴道，以感覺有點痛但是很舒服的力道來進行即可。

●其 2

要定期持續進行

按壓穴道不可能立刻奏效，要定期持續進行。

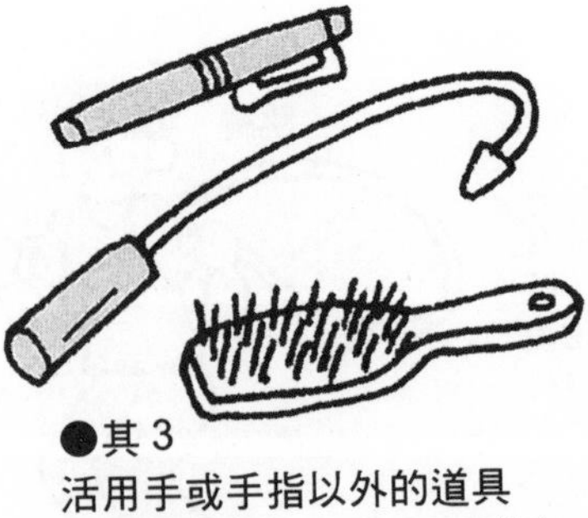

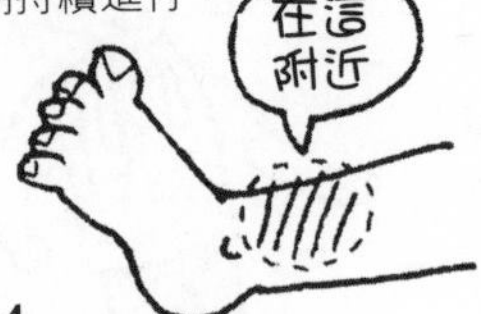

●其 3

活用手或手指以外的道具

如果不易使力，則可以利用筆套、穴道按壓棒或梳子等來進行刺激。

●其 4

無法發現穴道時可以按壓穴道周邊

無法發現穴道時，可以撫摸、按摩穴道的周邊。

防止血管脆弱—對高血壓有效的穴道

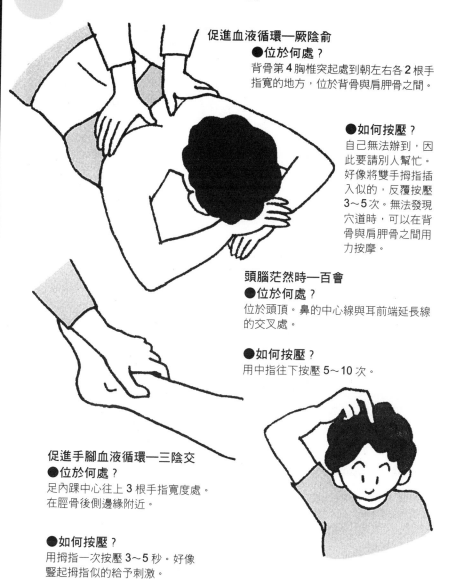

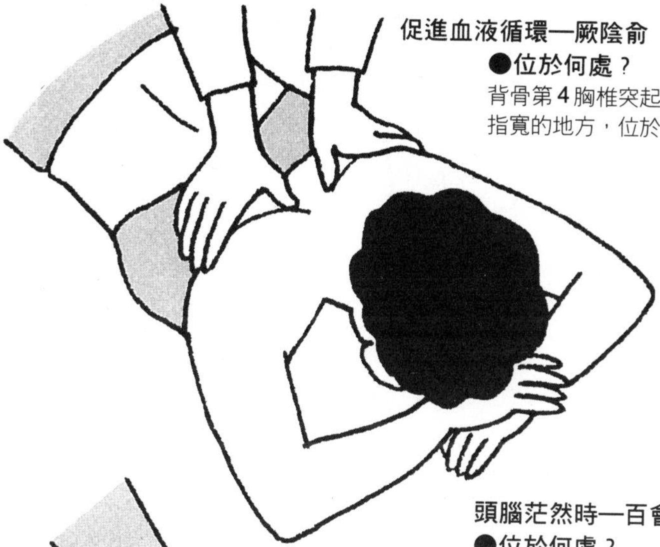

促進血液循環—厥陰俞

●位於何處？

背骨第 4 胸椎突起處到朝左右各 2 根手指寬的地方，位於背骨與肩胛骨之間。

●如何按壓？

自己無法辦到，因此要請別人幫忙。好像將雙手拇指插入似的，反覆按壓 3～5 次。無法發現穴道時，可以在背骨與肩胛骨之間用力按摩。

頭腦茫然時—百會

●位於何處？

位於頭頂。鼻的中心線與耳前端延長線的交叉處。

●如何按壓？

用中指往下按壓 5～10 次。

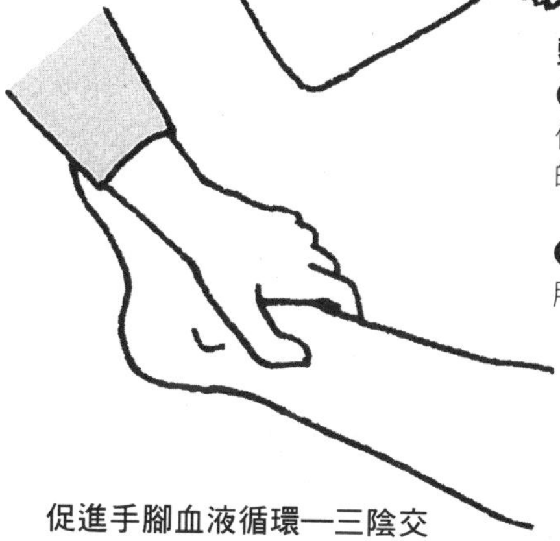

促進手腳血液循環—三陰交

●位於何處？

足內踝中心往上 3 根手指寬度處。在脛骨後側邊緣附近。

●如何按壓？

用拇指一次按壓 3～5 秒。好像豎起拇指似的給予刺激。

防止黏稠血液—對糖尿病有效的穴道

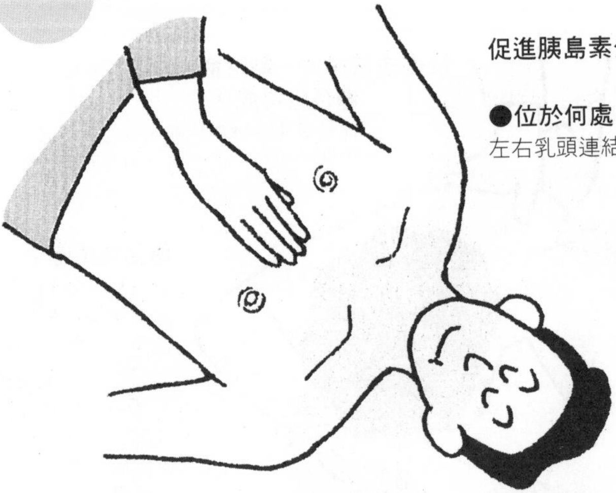

促進胰島素分泌順暢—膻中

●位於何處？
左右乳頭連結線的正中央。

●如何按壓？
由於是在胸部的穴道，所以不能過度用力。一次按壓 3～5 秒，按壓 5～10 次，慢慢的增強按壓的力量。

身體倦怠、沒有活力時—脾俞

●位於何處？
背部第 11 胸椎的突起處（背部的頂端正中央），朝左右 2 根手指寬度外側。

●如何按壓？
用雙手拇指好像插入似的按壓。指壓後進行灸治更有效。

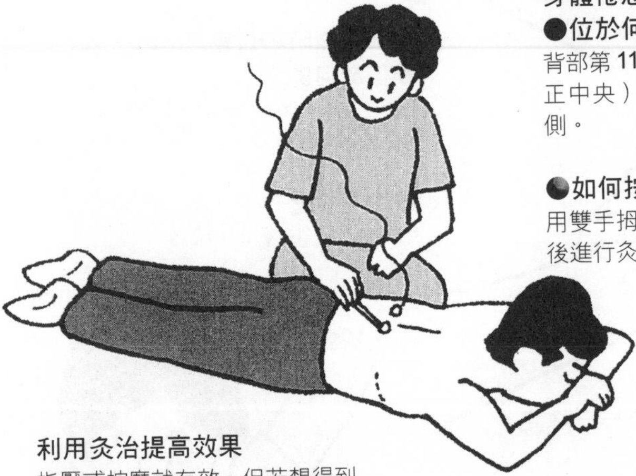

利用灸治提高效果

指壓或按摩就有效，但若想得到更大的效果，則可以採用灸治。將如半個米粒般大的艾草鋪在穴道處 5～10 次。突然發熱的刺激會成爲信號傳達到失調的部位。如果不耐熱，可以先鋪上薄片蒜或薑，再放上較大的艾草，將之點燃，進行灸治。

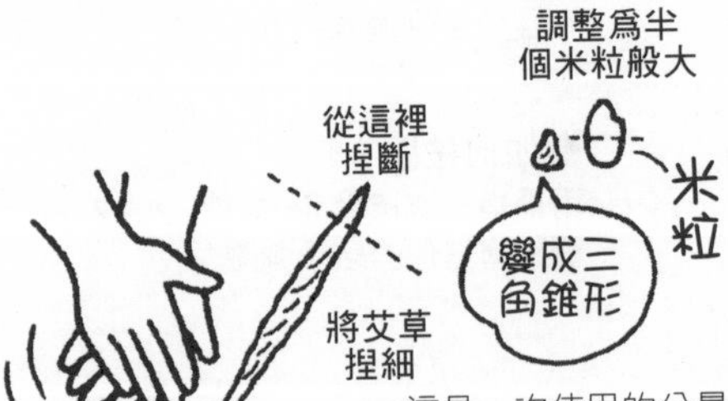

這是一次使用的分量

有效預防痴呆—使頭腦清晰的穴道

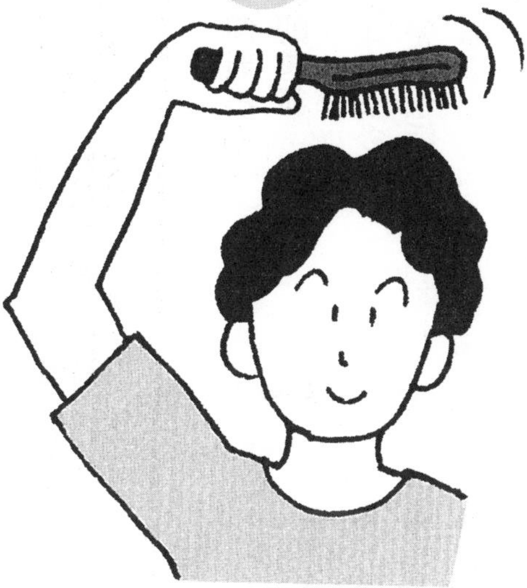

用梳子敲打整個頭

●爲什麼有效？

頭部血液循環不良時，腦的功能減退。對於整個頭進行刺激，就可以促進血液循環。

●應該如何敲打？

使用梳子，不必太用力，以感覺舒服的強度持續敲打。進行 1～2 分鐘。

手掌按摩

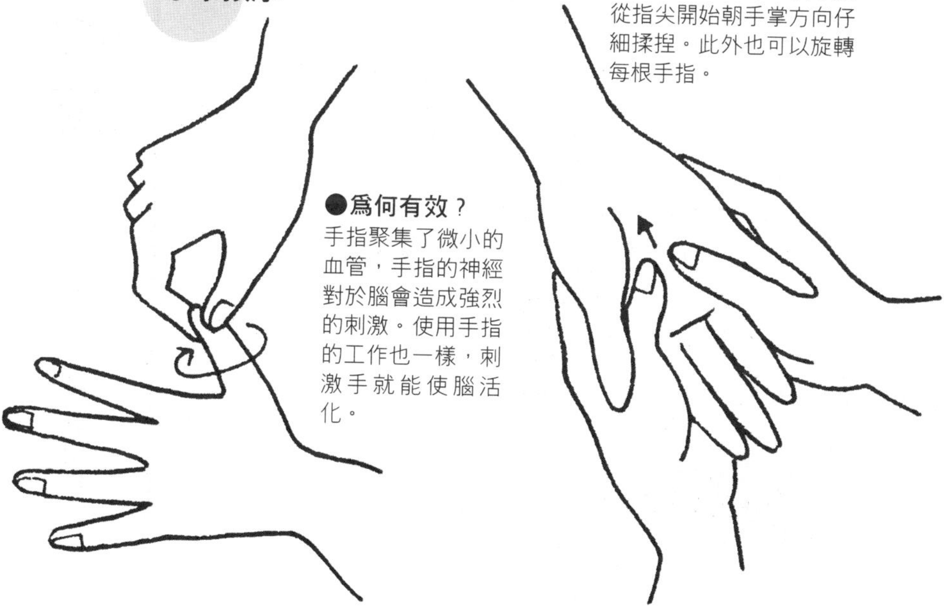

●如何揉捏？

可以自己進行，也可以請人幫你揉捏。每一根手指從指尖開始朝手掌方向仔細揉捏。此外也可以旋轉每根手指。

●爲何有效？

手指聚集了微小的血管，手指的神經對於腦會造成強烈的刺激。使用手指的工作也一樣，刺激手就能使腦活化。

日常生活篇

45 個人電腦・寵物等

沒有興趣會使痴呆提早到來

擁有向新事物挑戰的勇氣

近年來很多老年人希望離開子女獨立生活，因此自己搭乘大眾運輸工具、到銀行或區公所辦事情、購物等。但是為了避免痴呆，要盡量的活動身體。

為預防痴呆，則必須持續的將新鮮的刺激送達到腦。因此要擁有興趣或飼養寵物等，向新的事物挑戰。如果有長期持續的興趣，當然就可以長久享受其中的樂趣。

能夠幫助腦活化的興趣列舉如下：

- **下圍棋、打麻將**
- **打電腦**
- **園藝**
- **縫紉、編織、手工藝品**
- **飼養寵物**
- **鋼琴等樂器演奏**
- **繪畫、寫書法等**

以上只是其中的一部分，只要有興趣，能夠快樂的活動，就能夠給予腦部刺激，防止身體機能減退。與其待在家裡看報紙、看電視，還不如藉著自己的興趣及同伴來使腦恢

操作個人電腦的鍵盤能夠刺激腦

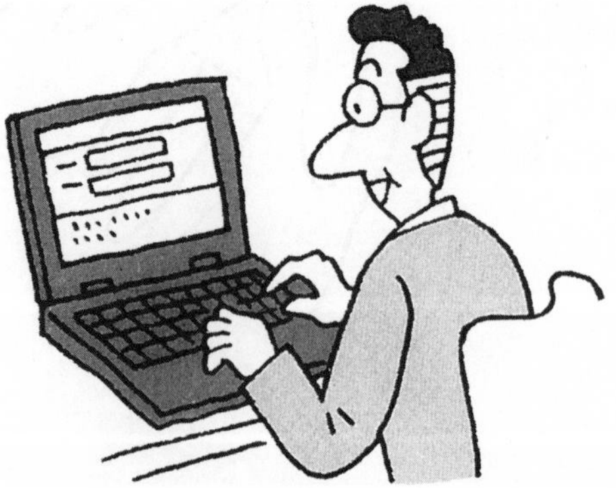

可以到學校學習或自己學習。不懂之處向他人請教，則技巧就會迅速純熟。利用個人電腦，可以透過電子郵件、網路擴大個人興趣。

復健康。

上了年紀還能在工作崗位上工作，當然很好。如果已經退休，就要找尋興趣，向新的事物挑戰。

照顧寵物的義務感能防止痴呆

照顧寵物並不是簡單的事情，要給牠吃東西，要帶牠散步。如果不好好照顧，則對寵物或飼主而言，都是不幸的事情。但是如果能夠解決這些問題，那麼寵物也能夠使你每天的生活變得很有意義。

例如，牠能夠成為你散步的夥伴，成為你享受興趣的夥伴，能夠消除獨居的寂寞等。

依居住狀況及生活形態的不同，飼養寵物的種類也有所不同。一旦飼養寵物，寵物的生命就掌握在你手上，所以養寵物之前要考慮清楚。

貓・狗・小動物──要配合生活型態來挑選夥伴

狗	依有無庭院、室內是否寬敞等，選擇小型犬、中型犬、大型犬。狗的運動量、散步量及性格等，事先都要調查清楚。當然也必須事先學習如何教養。要花費醫療費和飲食費，所以也要考慮到經濟問題。
貓	與狗相比，教養或散步等的負擔較輕。貓依種類的不同，性格也有不同，可以選擇自己喜歡的種類。如果是大型種，則要事先確認成長之後有多大。
小動物	以小松鼠、倉鼠、土撥鼠等爲代表。能夠飼養在籠子裡，所以就算空間小一點也無妨。但是不像貓狗一樣可以溝通。有觀賞用的種類，要確認之後再選擇。

日常生活篇

46 戒菸

對於維持血液清澈而言是不可或缺的

為什麼不可以抽菸？

有高血壓、糖尿病、高血脂症的人或可能罹患這些疾病的人，一旦抽菸，幾乎都會受到醫師或家人的警告，要他們戒菸。

因為菸對於清澈的血液及強韌的血管都會造成不良影響。理由如下：

- **使血管收縮，使血壓上升**
- **血糖值很難下降**
- **會使好的膽固醇減少，促進三酸甘油脂合成的膽固醇值上升**
- **會產生自由基，促進動脈硬化或老化**

到了中高年齡層，大家都會擔心癌症的問題，而抽菸也會損傷腦神經組織細胞，因此抽菸是有百害而無一利的事情。

首先可以從少抽一點菸開始，但是也有可能會增加壓力，所以最好一開始就戒菸。

只要一根菸就會縮短壽命

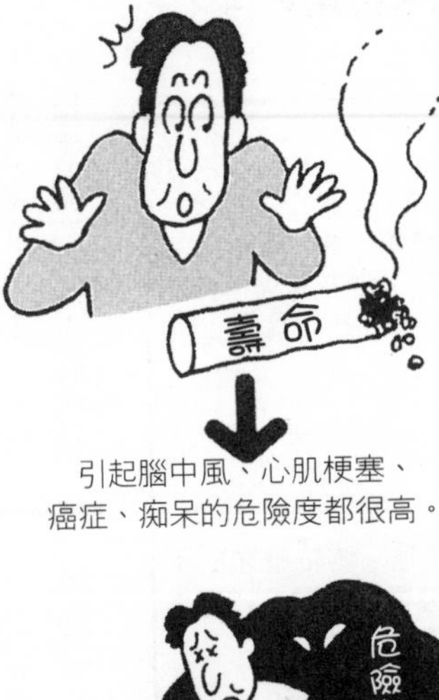

引起腦中風、心肌梗塞、癌症、痴呆的危險度都很高。

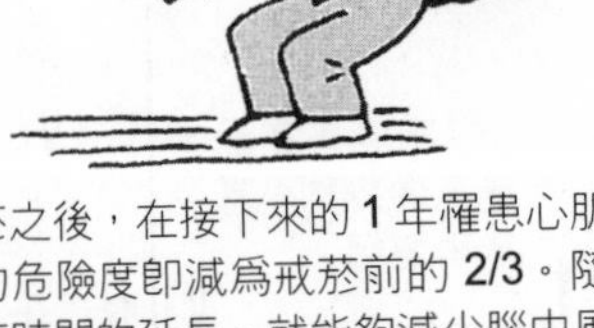

戒菸之後，在接下來的 1 年罹患心肌梗塞的危險度即減為戒菸前的 2/3。隨著戒菸時間的延長，就能夠減少腦中風或癌症的發生，所以一定要戒菸。

菸的依賴度檢查

如果是 YES 就畫○

1. 1 天抽菸數爲 1 包以上？ → □
2. 早上起床後的 5 分鐘內就抽菸？ → □
3. 上午抽的菸比下午多？ → □
4. 在辦公室的禁戒時間或禁戒場所時很痛苦？ → □
5. 即使感冒也一樣抽菸？ → □
6. 不覺得自己抽很多菸，會不斷的點菸？ → □
7. 飯後一定要抽一根菸？ → □
8. 必須事先把菸買好放在家裡才會心安？ → □
9. 菸與酒兩者，不能夠戒除的還是菸？ → □
10. 每次戒菸都失敗，所以不願意再嘗試了？ → □

——判定——

○爲 6 個以上的人是 A 級　菸的依賴度相當的高，要花較長的時間戒菸，而且會覺得很痛苦。通常很難靠自己達到目標，最好去看戒菸門診，與專家商量。

○爲 4 個的人是 B 級　依賴度普通，但是如果覺得自己沒有問題，可能一下子就會變成 A 級。要盡早戒菸，才能夠輕鬆的戒除菸害。就從明天開始戒菸吧。

○爲 3 個以下的人是 C 級　現在是好機會。爲了避免深陷其中，可以開始戒菸了。現在戒菸比較輕鬆。如果以爲自己隨時都可以戒菸，那麼就會遲遲戒不了菸。要立刻付諸行動。

向戒菸成功的秘訣挑戰

研究戒菸失敗的例子，大多在第1週或2~3個月內戒菸成功，但卻會因為某種原因而出現反彈現象。對抽菸者而言，戒菸會造成壓力。

想要成功的戒菸，就要注意以下幾點：

- **●不要因爲其他事情而承受壓力。要避開工作忙碌的時期，同時不要併行減肥等**
- **●請家人和周圍的人協助**
- **●就算忍不住又開始抽菸，也不要因此而放棄，不可以再繼續抽菸**

尤其第3點最為重要。不要輕言放棄，重新再來，就可以找出成功的秘訣。請多加努力吧。

利用戒菸門診或支援系統

有些醫院設有戒菸專門門診。可以請教心理醫師，或是請醫師給予可以減輕尼古丁斷癮症狀的尼古丁口香糖等處方。

和醫師商量，持續進行，這樣才能長久持續下去。想要治療及改善疾病，確實戒菸，則可以利用這些門診。

此外，可以嘗試以戒菸者為對象的網站，知道有人和你一起戒菸，是一項強力的支援。

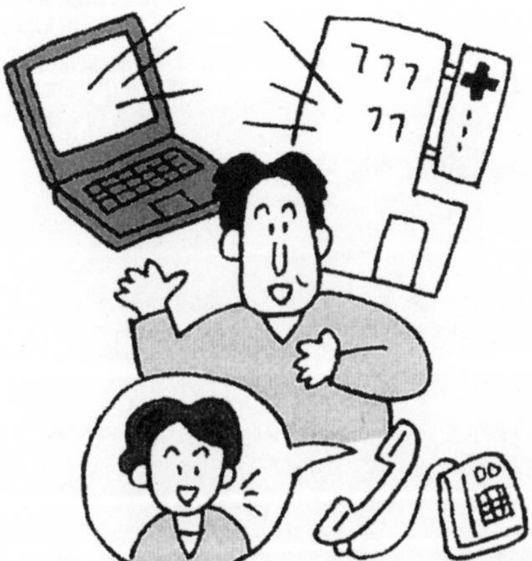

知道「痛苦的不只是自己」，可以成爲一大鼓勵

大家在網站上可以互相鼓勵戒菸，交換意見。成功者的意見，可以幫助你度過痛苦的時期。

戒菸成功的秘訣

不要只是減少抽菸的根數，要完全拒絕香菸

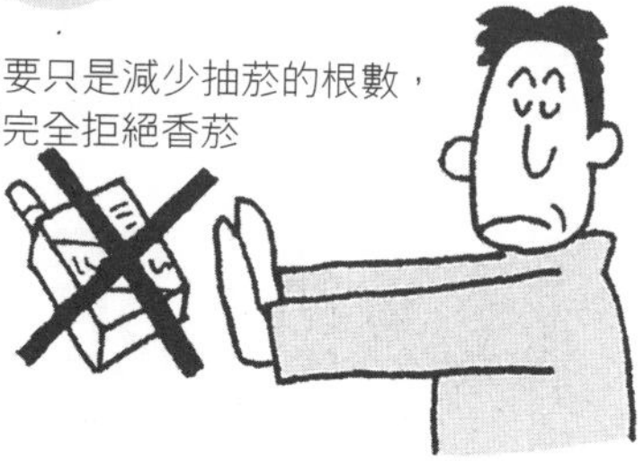

只是少抽一點當然也可以，但是可能還是會慢慢的增加抽菸量，所以最好一開始就戒菸。

丟掉菸、菸灰缸、打火機

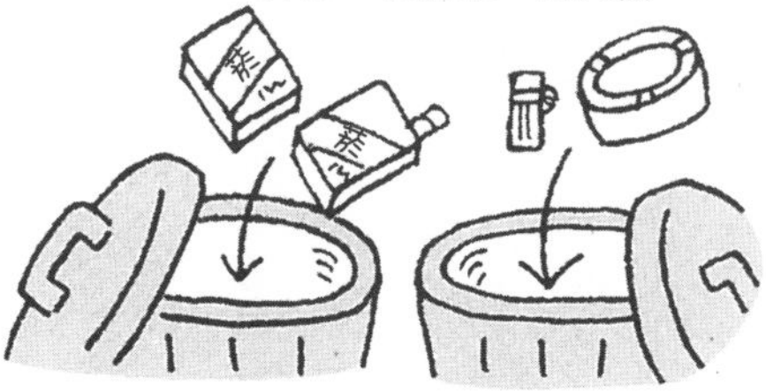

放在面前就會想要抽菸，所以一定要全部丟掉。

不要喝酒

有的人一喝酒就想抽菸，所以最好不要喝酒，盡量少參加酒宴。

想抽菸的時候

刷牙

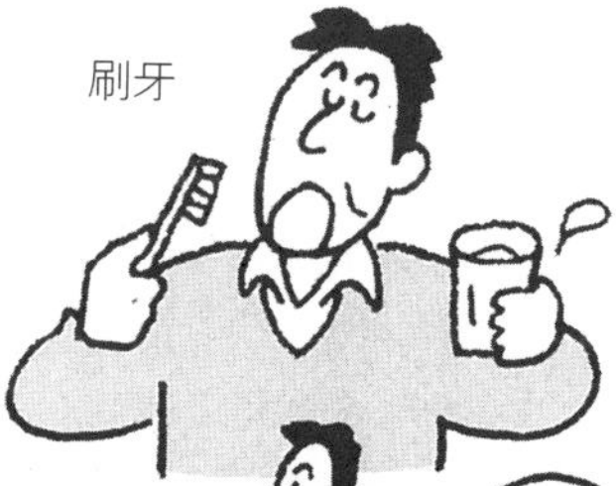

走路運動

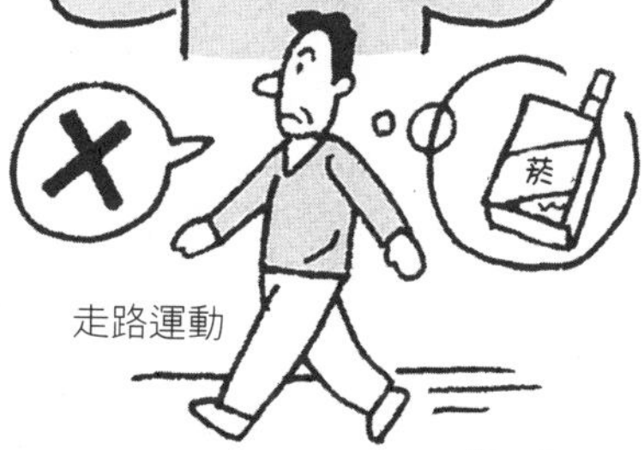

避免吃油膩的料理

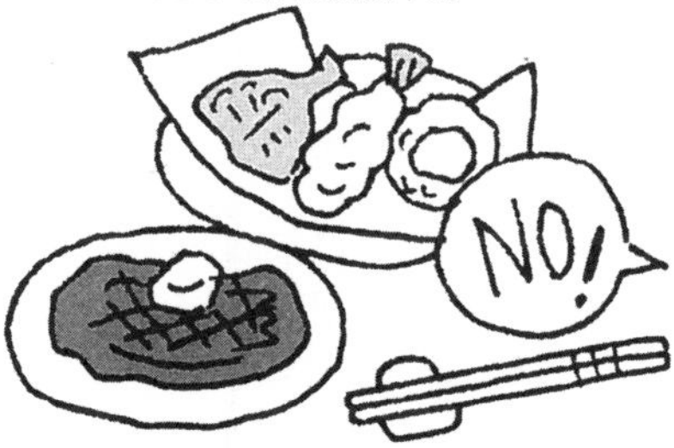

油膩或口味較重的料理會讓人想要抽菸，所以要吃口味清淡的食物。

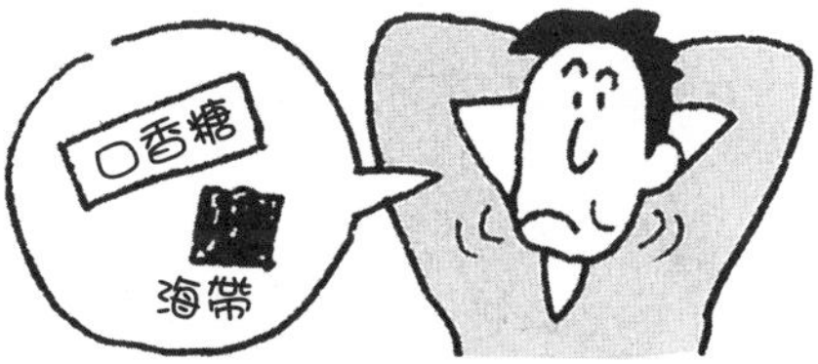

嚼口香糖或海帶度過危機

一般的尼古丁斷癮症狀，一次大約持續 1 分鐘。出現斷癮症狀時，必須度過這 1 分鐘的危機。可以採用上圖的方法多加努力。

47 限酒

適度的飲酒能夠控制血壓

酒和菸不一樣，只要不是大量飲酒，酒對身體並沒有壞處。

適量的飲酒有助於消除壓力，但如果喝得太多，恐怕就無法擁有清澈的血液，這一點一定要注意。

爲什麼不可以過度飲酒？

適量的飲酒能消除壓力，擴張血管，使血壓下降，但是這是在適量飲酒的情形之下。

喝太多酒會使血壓上升。

一般而言，如果以酒精來換算，一天攝取60 ml以上的酒，血壓就會上升。如果一週有好幾天飲酒過量，則血壓當然會上升。

血中的膽固醇和三酸甘油脂也會因為喝太多酒而引起顯著的反應。尤其三酸甘油脂會升高，血糖值也會升高。喝酒攝取到的熱量也會使血糖值上升。

酒的最大問題，就是喝醉時會忘記飲食等的熱量限制。

對三酸甘油脂較高的人而言喝酒是鬼門關

飲酒造成的影響

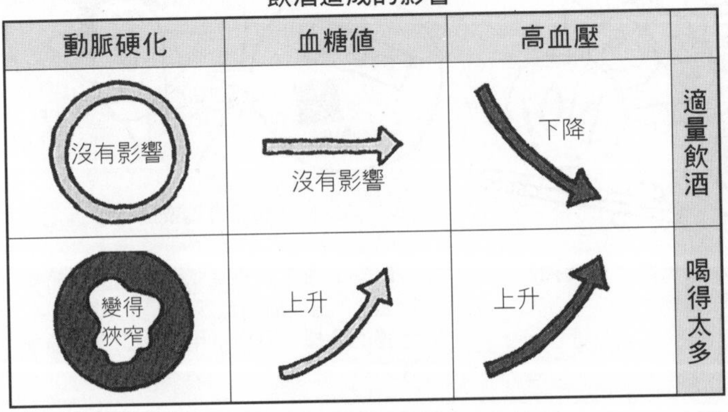

喝太多酒會使膽固醇或三酸甘油脂上升。

三酸甘油脂容易升高的人特別要注意。三酸甘油脂值到達400mg／dl以上，就一定要戒酒。

三酸甘油脂增加過多，最後會變成壞的LDL膽固醇，甚至連總膽固醇值都會上升。

喝酒會使好的HDL膽固醇增加，但這只是指適量飲酒的情況。不要認為酒喝得愈多愈好，要適可而止。

酒精也會順利的進入腦內

對人體而言，腦是最重要的部位。因此在腦內設有「腦關卡」，避免異物輕易的進入腦內。也就是說，在這個關卡能夠排除對腦有害的物質。

但是這個腦關卡有盲點，它容易讓脂溶性成份進入。酒精、稀薄劑等有機溶劑會突破腦關卡，侵入腦內。

稀薄劑中毒或酒精中毒就是因為腦的這個弱點而引起的。此外，雖然沒有人會吸入稀薄劑，但是大家都可能會喝酒。進入腦內的酒精，會慢慢的腐蝕由脂肪和蛋白質構成的腦神經組織細胞。

適量飲酒沒有問題，但是喝得過多會破壞腦細胞，結果腦就會逐漸萎縮而引起痴呆。

為預防痴呆，喝酒必須適可而止。

飲酒會消耗掉胰島素，使血糖值難以下降

血糖值較高的人或是有糖尿病的人，要特別注意喝酒的問題。

飲酒過量會變痴呆

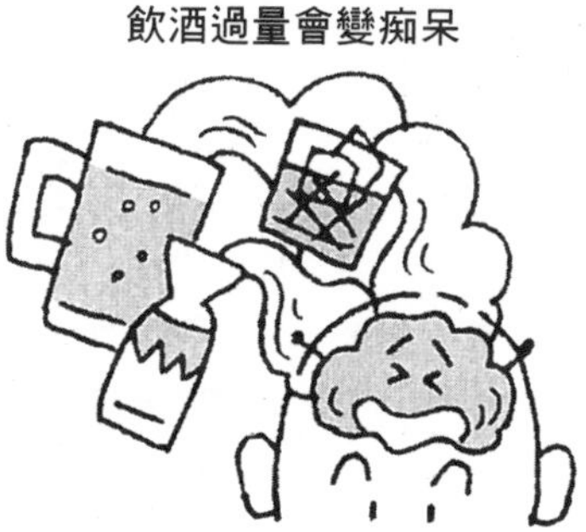

酒精會順利的進入腦內。過度飲酒會使腦神經組織細胞死亡，變成痴呆。

酒的熱量很高，酒的醣類也很容易吸收，一下子就會使血糖值上升，結果就會消耗掉大量的胰島素。好不容易藉著飲食控制熱量，藉由運動控制血糖值，卻因為喝酒太多，使得一切的努力都變得毫無意義了。

好好控制酒量很重要。不可以喝得酩酊大醉而又大吃大喝，一定要在限制的熱量之內有技巧的飲酒。

怎麼喝比較好？

聰明的喝酒方法，就是要一併注意到喝酒時一併攝取的食物或下酒菜。

●選擇高蛋白低脂肪食品

喝酒時的 5 種最佳下酒菜

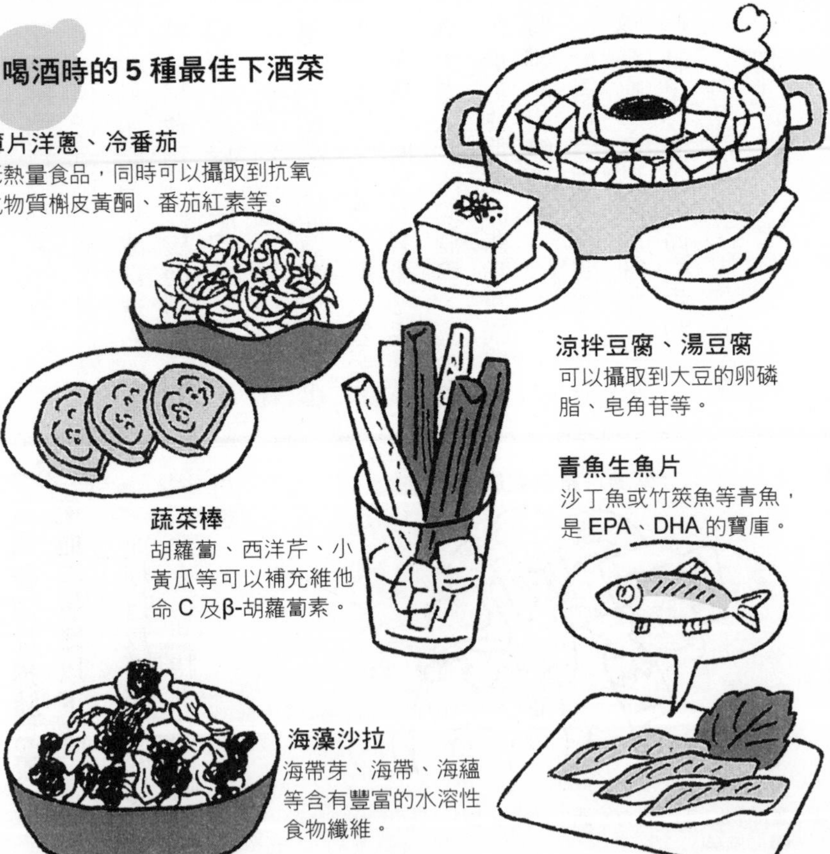

薄片洋蔥、冷番茄
低熱量食品，同時可以攝取到抗氧化物質槲皮黃酮、番茄紅素等。

涼拌豆腐、湯豆腐
可以攝取到大豆的卵磷脂、皂角苷等。

青魚生魚片
沙丁魚或竹筴魚等青魚，是 EPA、DHA 的寶庫。

蔬菜棒
胡蘿蔔、西洋芹、小黃瓜等可以補充維他命 C 及β-胡蘿蔔素。

海藻沙拉
海帶芽、海帶、海蘊等含有豐富的水溶性食物纖維。

看右頁下圖可以發現，喝酒時最好選擇高蛋白低脂肪食品。此外，能夠使血液清澈的EPA或DHA含量豐富的青魚類，以及食物纖維豐富的海藻類都不錯。

●油炸菜或燒肉要注意

油炸菜或燒肉非常適合下酒，容易吃得太多。要避免這樣的組合。喝酒前要先好好吃頓飯，而且只喝事先決定好的酒量。

●不必在意酒的種類

並不是說喝哪一種酒就比較好。不管燒酒、啤酒或威士忌，只要適量就沒有問題。雖然紅葡萄酒中含有豐富的多酚，但是它畢竟是酒，喝太多毫無意義。一定要遵守適量的原則。

●喝多少比較好？

依血壓、血糖值、膽固醇值的不同，具有個人差，例如日本酒1公合（〇・一八公升）、啤酒1大瓶、威士忌水酒（單份）2杯是大致的標準。葡萄酒大約可以喝1～2杯。不要飲用過量。

一邊喝酒，一邊享受飲食的樂趣，喝到微醺即可，這才是正確的做法。減少食量，喝得更多，根本沒有意義。

此外，要在快樂的氣氛下喝酒。為了消除壓力而大量飲酒，對於身體並沒有任何的好處。

喝完後又吃拉麵會使得血液黏稠

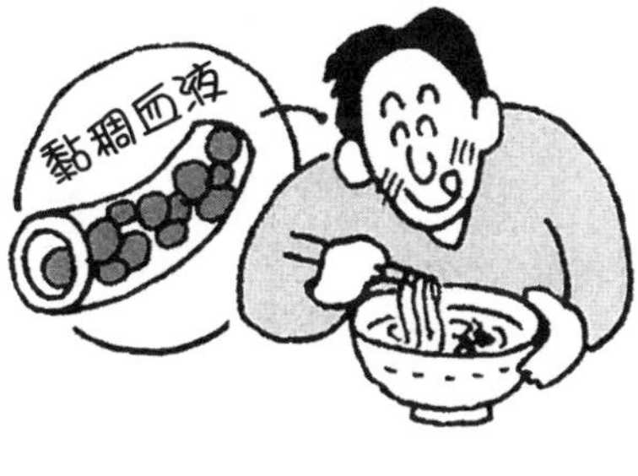

不僅要注意喝酒的量，如果接下來吃太油膩的拉麵，就會使得血液黏稠，要注意。

48 血液清澈睡眠術

藉著良質睡眠使血液清澈

人生有3分之1的時間在睡覺，睡眠的形態具有很大的個人差，很難與他人的比較。

但是想要擁有清澈的血液和強韌的血管，則還是有一些必須實踐的事項。

理解睡眠構造

睡眠有一定的規律，包括腦進入睡眠狀態的慢波睡眠，以及雖在睡覺但腦依然在活動的速波睡眠，兩者合為一組。健康成人睡一段時間之後，變成慢波睡眠，再過一段時間就變成腦保持清醒狀態的速波睡眠。大約90分鐘完成這一個回合。

90分鐘為一個回合，如果以其倍數來決定睡眠時間，就能使自己在醒來時神清氣爽。相反的，如果在中途醒來，就無法得到具有滿足感的睡眠，而會覺得睡眠不足。

●適當睡眠時間的計算法

到熟睡為止的時間30分鐘＋90分鐘×4～5。以此來計算，則6～8小時為最佳的睡眠時間。

睡眠不足會使得血管脆弱

無法得到滿足感的睡眠，會使身心疲勞，頭腦茫然，身體倦怠。首先以90分鐘一組來計算，算出正確的睡眠時間。

一般而言，睡眠時間較短，對血壓會造成不良影響。血壓在睡眠時會降低，如果無法得到充分的睡眠，就會持續血壓較高的狀態，助長高血壓。高血壓會促進動脈硬化，結果就會引起血管脆弱。

睡不著時不要焦躁，可以躺著休息

任何人都有睡不著覺的經驗。

這時不要立刻依賴安眠藥，要想到「誰都有睡不著的時候」，不要焦躁。

如果身體沒有失調的現象，而且白天的活動也沒有受到限制，那麼應該就能睡著。

當然，有精神上的痛苦時，就要去看專科醫師，但是不要太過於擔心。

睡不著的時候，只要躺下來就能使血壓穩定。如果無法躺著，則可以看書或看電視，使心情平靜。

白天睡個午覺能夠使得血液清澈

晚上睡覺時血壓會下降，同樣的效果也會出現在白天睡午覺的時候。總之，一定要躺下來讓身體放鬆。

人的身體躺下來時，大約15分鐘後血壓就會下降，30分鐘後會下降15～20毫米汞柱。

躺下來能夠緩和血管的收縮，減少到達腎臟的血流量，降低由腎臟產生的血壓上升荷爾蒙的分泌。藉著放鬆，能夠去除交感神經的緊張。

白天因為工作而無法睡午覺的人，在休假日上午和下午要小睡一番，即使是10分鐘或20分鐘都可以。如果睡不著，則躺下來休息也有效。但相反的，如果白天睡太久，那麼晚上就可能會睡不著，這一點要注意。

躺下來休息20分鐘就能使血壓下降

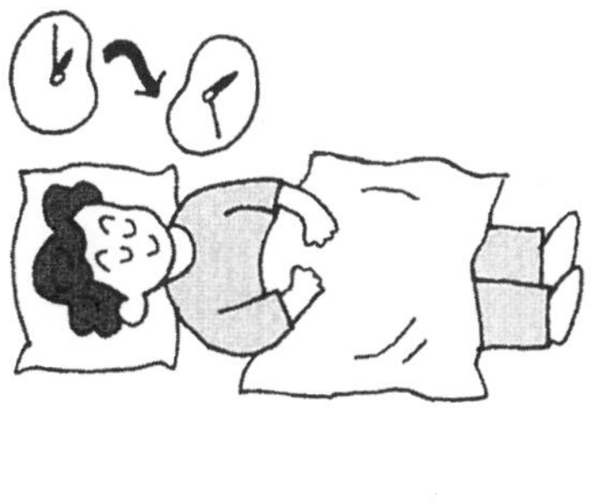

閉上眼睛靜躺時，就能使血壓下降。

能夠熟睡的環境

黑暗安靜的房間

盡量保持安靜的環境。如果在意周遭的聲音時，可以用低音量播放喜歡的音樂，漸漸的就不會在意其他的噪音了。晚上可能會起來上廁所，所以在枕邊準備好照明就能安心。

選擇喜歡的寢具

不要蓋太厚重的被子，否則會呼吸困難，成爲肩膀痠痛的原因。選擇輕而暖的素材。枕頭要配合肩膀的高度，否則會引起肩膀痠痛或頭痛。一定要愼重的挑選寢具。

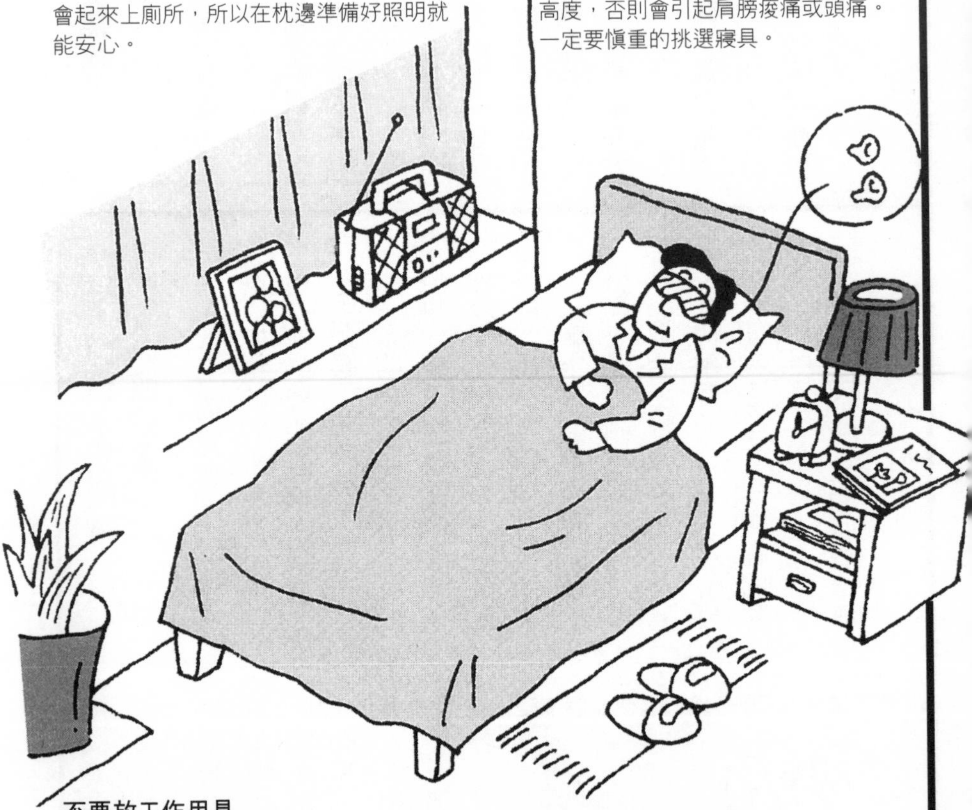

不要放工作用具

文件或個人電腦等會令人聯想到工作的東西，盡量不要擺在枕邊。此外，深夜電話的鈴聲會使血壓急速上升，因此最好不要把電話放在寢室，要不然就將鈴聲的音量調小。

可以使用耳塞、眼罩等

如果在意鼾聲、噪音或是房間的亮度，則可以使用耳塞或眼罩。

放喜歡的音樂或書

在周圍放一些可以讓自己放鬆的東西。

調整容易熟睡的狀態躺在床上

要得到舒適、令人滿意的睡眠，就一定要睡得安穩。如果睡不著而在床上翻來覆去，會讓人感到焦躁。上床後最久30分鐘之內就要睡著。可以利用以下的方式。

- ●睡前30分鐘到1個小時泡澡
- ●睡前不要吃東西
- ●夜晚不要喝咖啡或濃茶等
- ●睡前不要看會讓人興奮的電視或影片
- ●先上完廁所，然後心情平靜的躺在床上睡覺

爲了讓生活有規律，要決定好起床、就寢的時間

有工作的人會養成生活規律，但是退休之後為了擁有健康的生活，一定要決定好起床、就寢的時間。熬夜或早上睡懶覺，會使生理時鐘混亂，一旦混亂就很難復原。

在決定好的時間起床，開始活動，才不會對血壓和血糖值造成很大的影響。為了預防痴呆，一定要養成規律的生活習慣。

早上神清氣爽的醒來

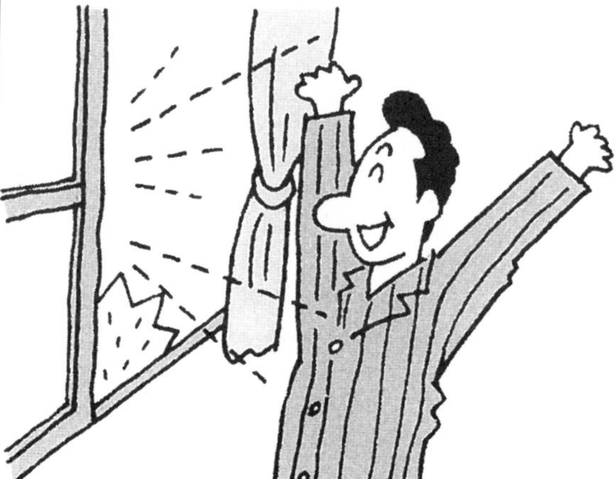

①利用鬧鐘等在決定好的時間起床。

②起床後拉開窗簾，享受清晨的陽光。讓生理時鐘醒來，按下活動的按鈕。

③要避免睡懶覺。想睡的時候可以在白天睡一下，這樣可以使血壓下降。

日常生活篇

49 預防便秘

便秘是清澈血液的大敵

便秘時，不僅糞便不容易排出，而且會引起各種弊端。例如會使血壓上升，膽固醇不容易下降，對於清澈的血液而言也是大敵。

便秘的處理法和消除黏稠血液的方法一樣

便秘是大腸的機能衰退引起的機能性便秘，或是大腸有異物（癌瘤或息肉等）而出現的器質性便秘。

一般較常見的是機能性便秘，而且是習慣性便秘。習慣性便秘會因為忍耐便意而造成弛緩性便秘，或是直腸黏膜感覺不到便意的直腸性便秘，還有因為壓力而使得腸痙攣的痙攣性便秘。尤其高齡者的直腸性便秘有增加的趨勢。

習慣性便秘只要攝取食物纖維或能夠增加腸內益菌的食品、補充水分、多運動，就能夠加以改善。消除便秘的方法，和降低血壓、膽固醇、血糖值的方法一樣。便秘所引起的弊端，對於血液的清澈而言並不好，所以只要消除便秘，對於血液的清澈就有好的影響。

便秘和黏稠血液的共通原因	
●缺乏食物纖維	●較為偏食
●水分攝取不足	●腸內益菌不足
●用餐時間不規律	●運動不足
●肉食較多	●壓力較大

為什麼便秘會破壞清澈的血液及強韌的血管？

引起便秘的飲食生活和生活習慣，其本身就是引起黏稠血液和脆弱血管的生活（參照右頁下表）。

不僅如此。如下圖所示，便秘已經成為加速黏稠血液或脆弱血管的要素。

而且便秘令人覺得不適。肚子發脹，覺得很痛苦，因此缺乏食慾，情緒低落。

健康的基本是食慾好、睡眠好、排便好。隨著年齡的增長，腸的機能衰退，因此要盡早解決問題，避免罹患麻煩的便秘。

便秘所引起的弊端

上廁所時用力→血壓上升

上廁所時無法排出糞便而長時間用力，會成為血壓急速上升的原因。

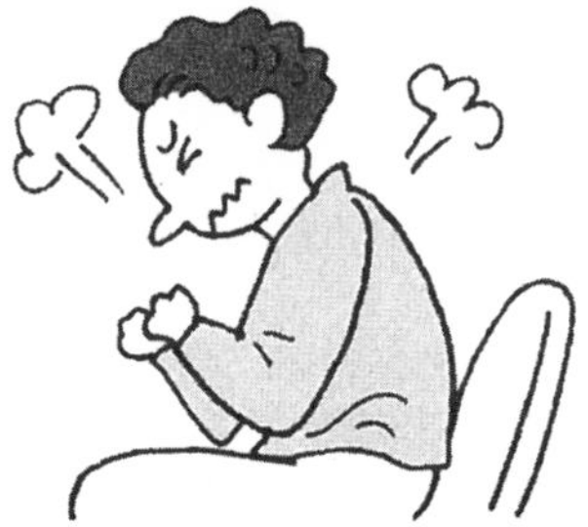

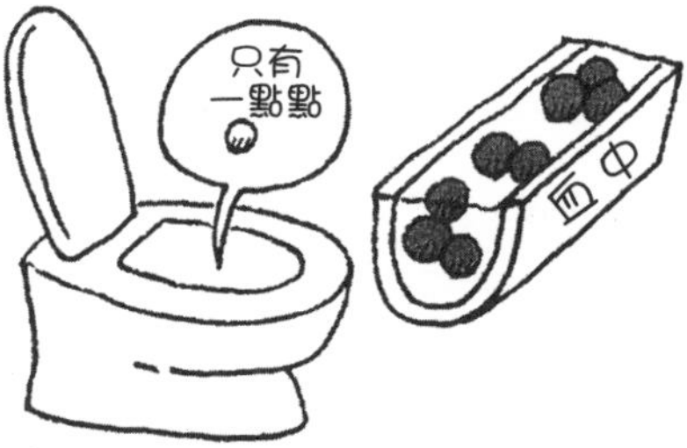

膽固醇很難排泄掉→血中膽固醇上升

缺乏食物纖維時，膽固醇無法排泄掉，血中膽固醇會增加。

很難達到減肥效果→無法消除肥胖

體重很難減輕，而且因為肚子發脹，所以懶得運動。

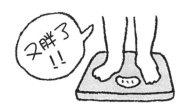

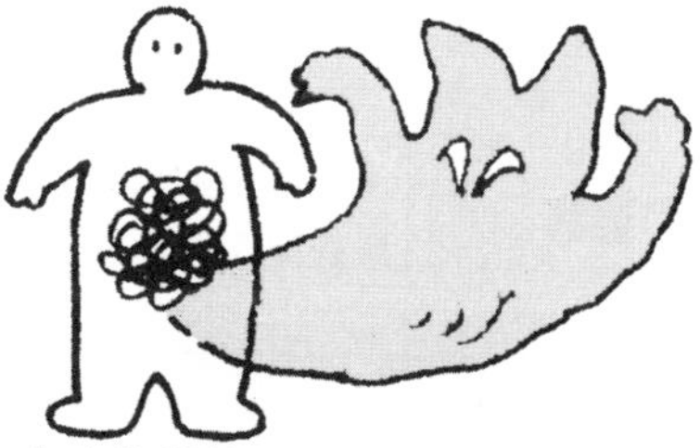

有害物質停留在體內→擔心得癌症

致癌物質長時間停留在體內，會增加罹患大腸癌的危險度。

消除便秘的食物能夠使血液清澈

消除便秘的有效食品，是含有食物纖維的食品以及能夠增加腸內益菌的食品。下表所列舉的海藻類、大豆、黃綠色蔬菜、優格等，都是對於血液清澈有益的食品，要多攝取。

攝取這些食品具有一石二鳥的功效，可以消除便秘以及擁有清澈的血液。

此外，如果能再遵守飲食生活的注意要點，那就更有效了。

- **在規律正常的時間用餐**
- **不可以不吃早餐**
- **不要偏食**
- **不要暴飲暴食或吃得太快**

改善便秘、使血液清澈的食品

海藻類	是水溶性的食物纖維，雖然不具有增加糞便量的效果，但是卻有助於增加腸內益菌。此外，也能抑制膽固醇、鈉、醣類的吸收，使得血液清澈。
大豆製品	含有豐富的食物纖維及益菌最喜歡的果寡糖。納豆的納豆菌能夠有效的消除便秘。此外，也富含卵磷脂或皂角苷等能夠降低膽固醇的有效成份。
黃綠色蔬菜	非溶性食物纖維含量豐富，能夠增加糞便量，有助於促進便意。此外，含有維他命C及E、類胡蘿蔔素、硫化合物等抗氧化物質，能夠預防動脈硬化，防止老化。
蕈類	含有豐富的食物纖維。香菇含有能夠降低膽固醇的香菇嘌呤。β葡聚糖及多糖類具有提高免疫力的效果，高齡者可以使用。
優格・果寡糖	乳酸菌能夠改善腸內環境，增加腸內益菌。此外，有一些乳酸菌具有降低膽固醇的作用。而果寡糖能夠成爲腸內益菌的食物。

舒適的排便排尿能夠預防痴呆

不僅是便秘，排泄的動作也會影響血壓。

因為便秘而在廁所裡長時間用力，會使血壓急速上升。相反的，不斷忍耐而不去排便或排尿，則會使血壓急速下降。

兩者都是腦中風發作的關鍵。為預防痴呆，必須要預防腦中風，所以一定要注意這一點。

雖然要消除便秘，但是也不能引起腹瀉，所以要注意飲食。

大小便通暢是健康的基本。為了能夠舒適的排便、排尿，則要注意飲食和生活習慣。

阿茲海默症期待的新藥 Alisept

老人痴呆症（阿茲海默症），是因為某種原因而使得腦神經組織細胞銳減所致。

死亡的腦神經組織細胞無法再生，但是只要增加神經組織細胞之間的乙醯膽鹼這種信息傳遞質，就可以延遲痴呆的進行。以此為原理開發出來的新藥稱為「Alisept」。

阿茲海默症是分解乙醯膽鹼的乙醯膽鹼酯酶發揮作用，使得乙醯膽鹼大量減少。乙醯膽鹼是和記憶與學習有關的信息傳遞質，一旦減少，就會出現痴呆症狀。

雖然利用藥物無法增加乙醯膽鹼，但是卻能抑制分解酶的作用，避免乙醯膽鹼減少。早期服用有效，因此要盡早接受專科醫師的診斷。

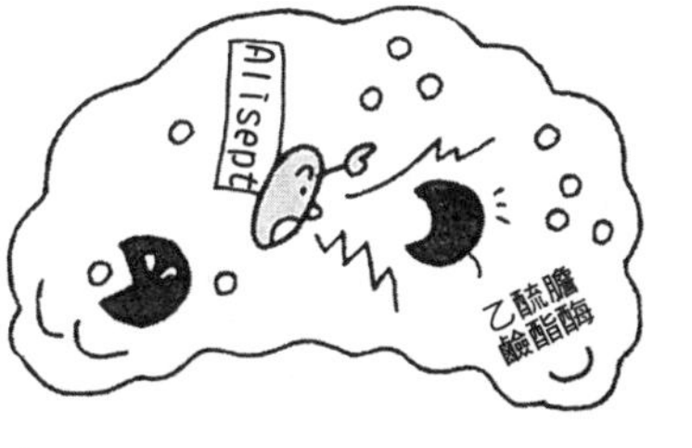

抑制乙醯膽鹼酯酶，防止痴呆的進行
Alisept 能夠抑制乙醯膽鹼酯酶的作用，避免乙醯膽鹼減少。

50 血液清澈泡澡法

高溫、長時間泡澡會形成血栓

錯誤的泡澡法會形成黏稠血液

泡澡時間是放鬆的最佳時間，能夠消除一天的疲勞。

但是泡澡也有陷阱存在。

泡澡後引起腦中風或心臟病發作的機率很高，這是因為錯誤的泡澡法造成血液黏稠的緣故。

流汗雖然會讓人覺得清爽，但是在血管內外會出現以下的情況。

●體溫上升使血小板出現變化

如下圖所示，原為圓形的

因爲泡澡而使得血小板伸出「腳」來

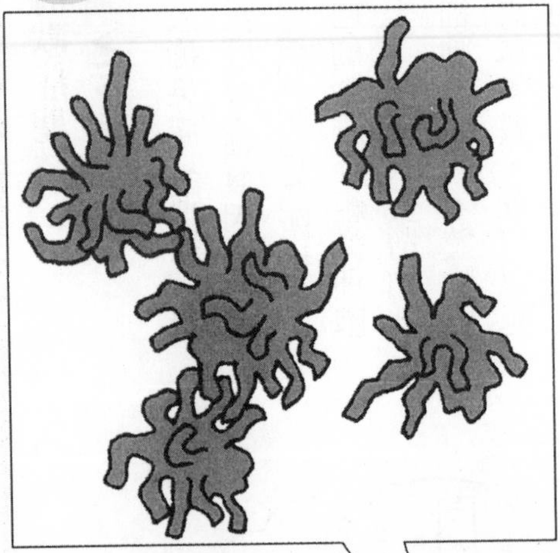

變成容易附著於血管或變硬的形狀

當體溫上升2度時，血小板就會變成好像伸出腳來的形狀。這時容易附著於血管，或是使血液容易凝固。當然血液就不容易流通，容易形成血栓。

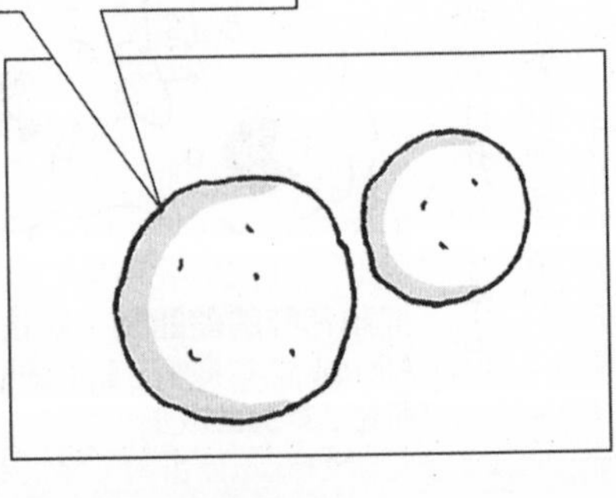

血小板通常是圓形的

血小板通常是圓形的。因爲泡澡而體溫上升時，會出現如上圖所示的變化。

血小板會因為泡澡而變形，結果當然就容易形成血栓。

變形的血小板會隨著體溫上升而出現，因此當泡澡而體溫上升時，就會出現變形的血小板。

●血管極端的收縮、擴張，血壓容易變動

泡澡會使血壓的變動增大。有高血壓或動脈硬化的人，一旦血壓變動，則可能會引起腦中風或心肌梗塞。此外，血壓突然下降，也會引起腦貧血而跌倒。

血壓高的人最好泡溫水澡

好不容易享受泡澡的樂趣，但如果因此而危及生命，

泡澡充滿危險

在更衣室

夏天沒問題，但是冬天在寒冷的更衣室脫衣服，會因爲寒冷而使得血管急速收縮，血壓急速上升。所以冬天更衣室一定要開暖氣，避免因爲急遽的溫差而損害身體。

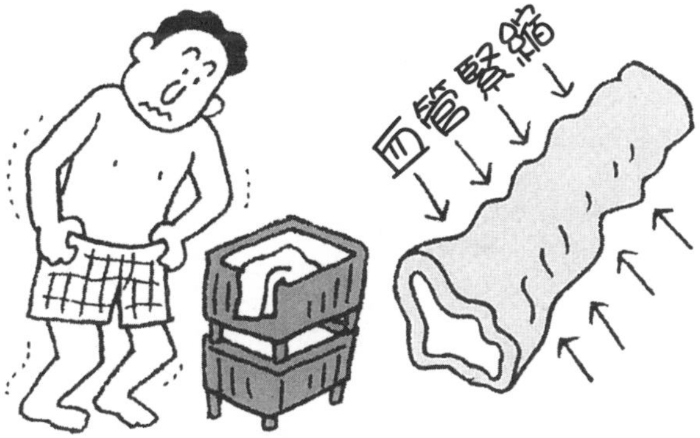

在泡澡處

進入熱水中泡澡，血壓會急速上升。爲了清洗身體而突然站起來時，血壓會下降，因此會引起腦貧血。血壓起伏很大，同時也容易發生跌倒的意外事故。此外，起身時澆淋冷水，也會導致血壓急速上升。

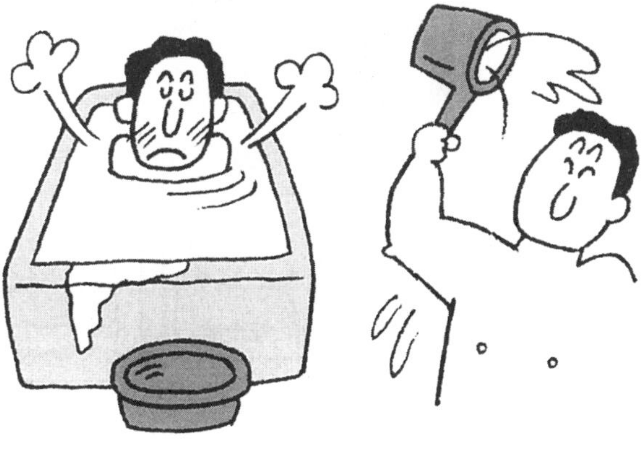

那可就不好了。血壓較高的人或是心臟較弱的人，要注意水的溫度及浴缸的深度（參照下圖）。

●水溫爲40～42度

高血壓的人或心臟較弱的人，水的溫度保持在40～42度左右。可以用溫度計來測量。

如果泡42度以上的熱水，則如前所述會導致血壓起伏過大，容易形成血栓。

此外，不能夠長時間泡熱水澡。40度可以泡10分鐘，42度只能泡7分鐘以內。

●清澈血液泡澡法的重點是「溫水澡、泡澡時間及補充水分」

為了避免因為泡澡而使得

浴缸深度與血壓的關係

高血壓的人最好使用較淺的西式浴缸

較淺的浴缸水壓較低，對於心臟的壓迫感較少。將水的高度調節到心臟的高度較好。

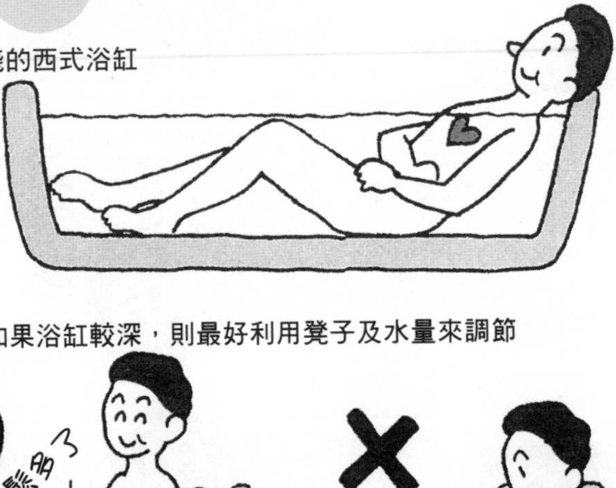

如果浴缸較深，則最好利用凳子及水量來調節

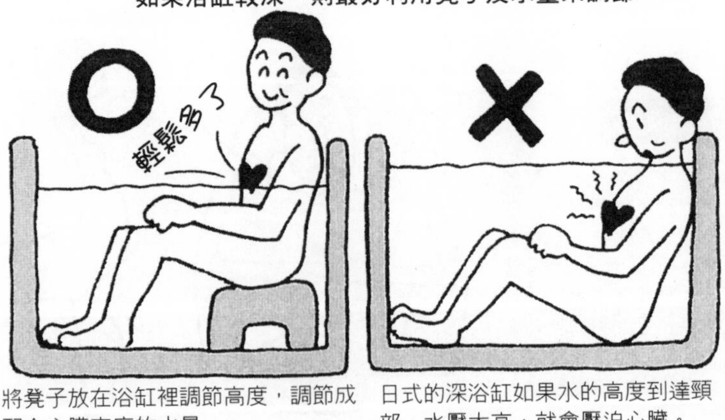

將凳子放在浴缸裡調節高度，調節成配合心臟高度的水量。

日式的深浴缸如果水的高度到達頸部，水壓太高，就會壓迫心臟。

血液變得黏稠或血壓變動太大，要注意前述的水溫及泡澡時間。

有很多人喜歡泡熱水澡，而且高度到達頸部。但是泡熱水澡時，腦內會大量分泌快感物質β-內嗎啡，感覺很舒服。可是考慮到血壓和血液清澈的問題，最好不要這麼做。

相反的，如果是溫水，則可能會泡較長的時間，但是深部體溫上升也是要注意的問題。

可以利用定時器等來管理時間。

●泡澡前喝一杯水

泡澡時會大量流汗，為了避免血液黏稠，泡澡前要喝一杯水。

●不要忘記泡澡時的危險

腦中風或心肌梗塞等的發作，在剛泡澡的2分鐘內會發生，稱為「魔幻2分鐘」。為了預防這種情況，在剛泡澡時必須要注意。

尤其要注意左圖的幾點。

此外，如果血壓比平常高，則最好不要泡澡。

預防泡澡時的「魔幻2分鐘」

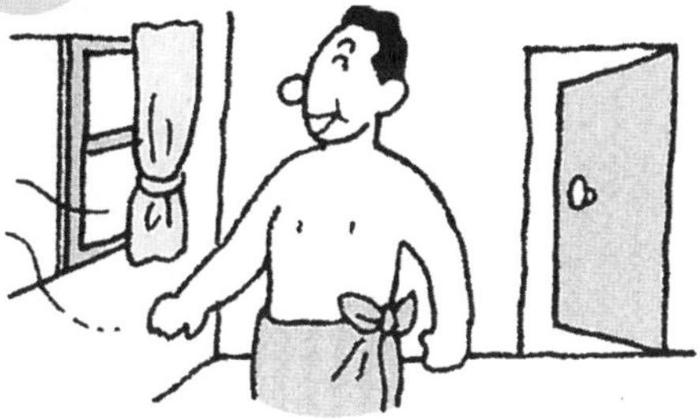

避免急遽的溫度變化

要避免更衣室度和泡澡處的溫度差。此外，不要只在身上裹一條大浴巾就到處亂跑。

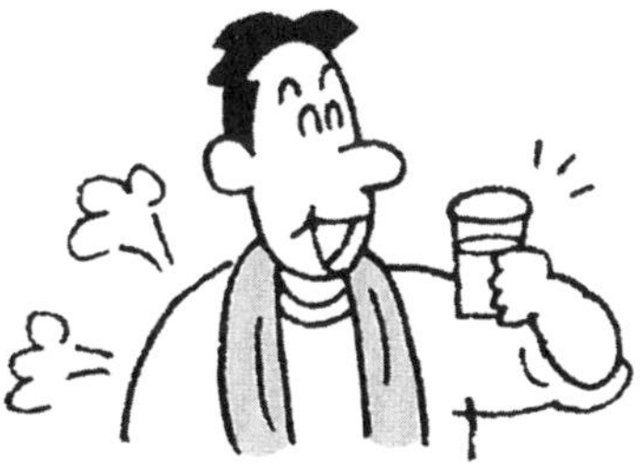

一定要補充水分

泡澡前要喝水，泡澡後也要補充水分，這樣才能夠抑制血液黏稠。

各季節清澈血液的注意要點

春 消除冬天的運動不足

●高血壓的人

對於高血壓的人而言，寒冷是使血壓上升的元兇，到了春天已然緩和，因此是能夠暫時安心的季節。

但是白天溫暖，早晚較冷，是溫差較大的時節，所以要注意血壓的變動。

溫差較大時，容易引起腦中風或心肌梗塞的發作，所以一定要用暖氣或多添加衣服，高明的進行溫度管理。

●糖尿病的人

冬天時脂肪增加，無法隨心所欲的運動，血糖值容易上升。因此要趁著天氣變暖增加運動量。

●高膽固醇的人

冬天脂肪堆積的人，膽固醇上升，所以要趕快開始減肥。

一直窩在被窩裡不運動，會助長肥胖，而膽固醇也就更難下降了。

●飲食的注意事項

春天是高麗菜或油菜花等上市的季節，要多攝取這些含有豐富抗氧化維他命的新鮮蔬菜。

天氣暖和之後要強化運動

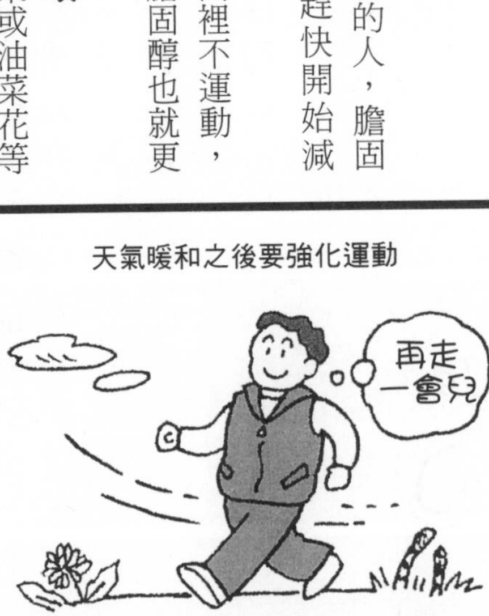

如果是走路運動，那麼走遠一點的距離也無妨。這個季節要多走路，稍微流汗也不錯。

夏 注意水分不足引起的腦梗塞

夏天很熱，會大量流汗，是身體容易缺乏水分的季節。血液黏稠，容易形成血栓，而且血壓急速下降會引起腦梗塞，一定要注意。

●高血壓的人

在暑熱時期血管容易擴張，血壓容易下降，但是也會產生急速變動，引起腦梗塞的發作，一定要注意。

飲食方面會想吃口味較重的食物，但是要注意鹽分不可攝取過多。

●糖尿病的人

因為夏日懶散症而食慾不振，如果不好好攝取飲食，就會引起低血糖狀態。相反的，吃太多冰淇淋或喝太多甜的飲料也不好，一定要注意。

要注意因為水分不足而造成黏稠的血液。

雖然和清澈血液無關，但是香港腳等皮膚病或膿疱等也要注意。在暑熱時期一旦感染就容易化膿，因此流汗後必須淋浴，保持清潔。

●高膽固醇的人

水分補充較少，會加速黏稠血液的形成。

夏天會大量流汗，所以要經常補充水分。

此外，水分和礦物質會一併流失，因此最好補充礦泉水或運動飲料等。

暑熱外出時一定要補充水分

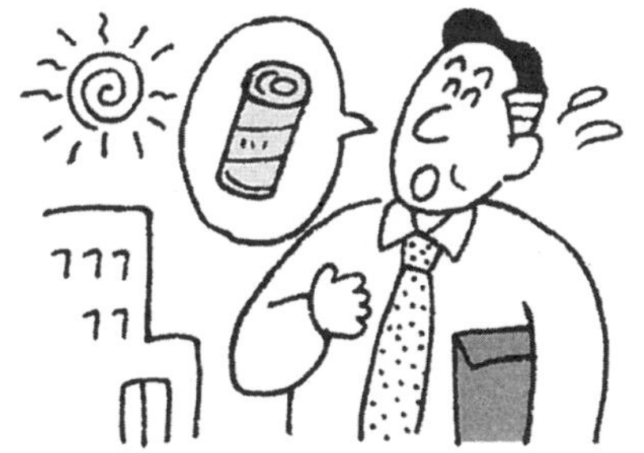

隨身攜帶寶特瓶裝的水，或補充果汁、茶。

待在有冷氣的房間裡，身體會脫水

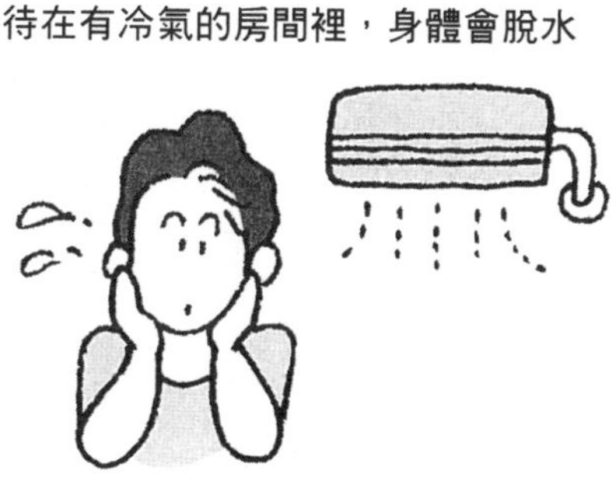

冷氣會奪走身體的水分。在清爽的室內不會流汗，但是因爲很乾燥，所以一定要補充水分。

秋 在有食慾的秋天，不可以吃得太多

夏天的疲勞在這時候出現了。要注意血壓和血糖的數值。白天仍然有中暑的現象，無法隨心所欲的運動，因此要把握涼爽的時刻，稍微活動身體。

在順利度過殘暑，天氣稍微涼爽、食慾恢復的同時，能夠享受到秋天氣氛的美味食品。

但是要注意不可以暴飲暴食。

●高血壓的人

早晚溫差的變化很大，是血壓容易變動的時期，一定要注意。

●糖尿病的人

這是會令人產生食慾的季節，要注意不能吃得過多。此外，這也是適合運動的季節，要充分的活動身體，消耗掉體內多餘的葡萄糖。

●高膽固醇的人

與糖尿病的人同樣的，要注意別吃得過多。三酸甘油脂較高的人，不可以喝太多酒。

●注意體重增加的問題

從秋天到冬天，為了抵擋寒冷，身體會積存脂肪。當然，這對於血糖值和膽固醇值都會造成影響。因為是容易活動的季節，所以要盡量活動身體。

早晚溫差較大時，腦中風會增加

出現溫差時，血壓容易變動，因此腦中風的發作會增加。如果早晚溫差在 10 度以上，就要特別注意。可以穿著便於脫掉的上衣，利用輕便的衣服來調節溫度。

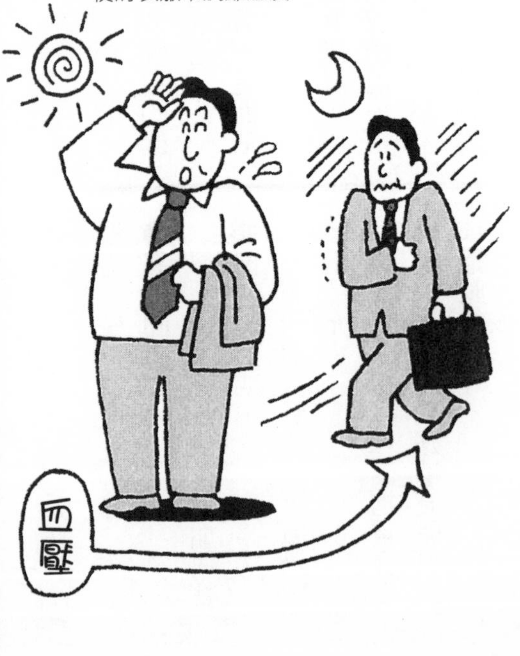

冬 寒冷會使血壓突然上升

吹著北風的季節，因為寒冷而使得血管收縮，血壓容易上升。冬天尤其是要注意腦中風和心肌梗塞發作的季節。

此外，懶得活動身體會導致運動不足。

●高血壓的人

從溫暖的室內到戶外，走到寒冷的走廊，或接觸到冰冷的水，或是半夜起來上廁所，冬天充滿很多會對血壓造成不良影響的要素。尤其上廁所和泡澡時要注意。

寒冷的刺激會使血壓上升，因此不要覺得麻煩，一定要先做好保暖的工作再出門，要注意寒冷對策。

●糖尿病的人

年末、年初會有一些聚會等，吃喝的機會增加，可能會暴飲暴食，一定要注意。

這也是會導致運動不足的季節，可以在室內進行體操或踏步運動等來活動身體。

●高膽固醇的人

與糖尿病的人同樣的，要避免暴飲暴食。

過完年之後要立刻進行血壓、血糖值、膽固醇的檢查，好好的控制。

冬天的廁所是危險地帶

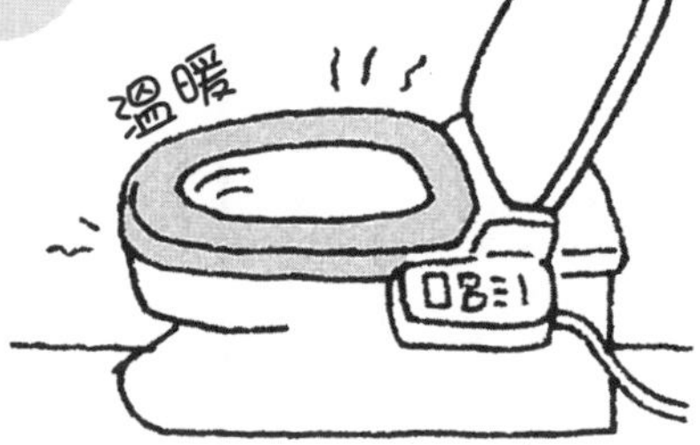

廁所也要使用暖氣

冬天的廁所是腦中風發作的地帶，可以使用暖氣馬桶或廁所用的超薄型暖氣。

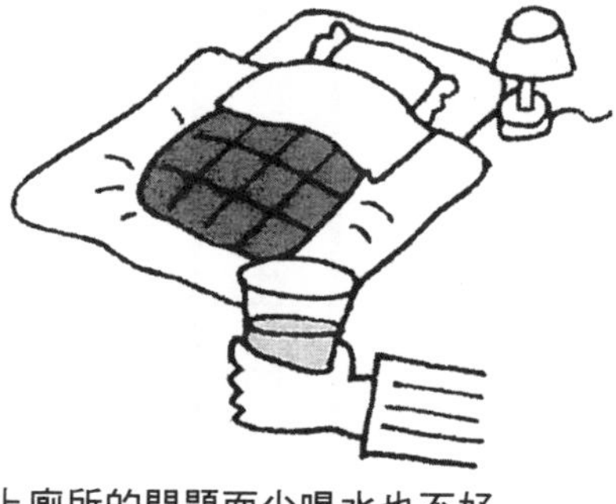

擔心上廁所的問題而少喝水也不好

睡前喝水會在半夜起來上廁所，但是不可以因此而不喝水。可以準備好廁所用的暖氣或尿壺。

使腦的血液清澈的食品・生活注意事項一覽表

	高血壓的人	血糖值較高的人	容易形成血栓的人
建議的食品	青魚（P48）　肉類（P54） 綠茶（P62）　黃綠色蔬菜（P66） 蒜（P74） 花枝・章魚・牡蠣（P86） 乳製品（P94）　海藻類（P98） 十字花科的蔬菜（P102） 蕎麥（P106）　柑橘類（P108）	洋蔥（P78） 花枝・章魚・牡蠣（P86） 海藻類（P98） 蕎麥（P106） 糙米・雜糧類（P114）	納豆（P46）　青魚（P48） 綠茶（P62）　黃綠色蔬菜（P66） 蒜（P74） 礦泉水（P116） 銀杏葉精（P120）
建議的有效成份	沙丁魚肽（P51）　兒茶酚胺（P62） γ-酪氨酸（P64、115）　麥角黏蛋白（P76） 牛磺酸（P86、146）　鈣（P94） 鉀（P94、104、110、132）　藻酸（P98） 芸香苷（P106）　食物纖維（P114、130） 鎂（P134）	硫化丙烯（P80）　牛磺酸（P86、146） 藻酸（P98）　墨角藻聚糖（P98） 芸香苷（P106）　多酚（P126） 食物纖維（P114、130）　鎂（P134） 維他命B1（P136）　鋅（P148）	納豆活化酶（P46） **EPA**（二十碳五烯酸）（P48） 兒茶酚胺（P62）　吡嗪（P68） 葉綠素（P68）　蒜素（P74） Tebanin（P120）　鎂（P134）
運動與體操・生活的注意事項	走路（P156） 消除高血壓體操（P170） 對高血壓有效的穴道（P177） 戒菸（P182）　限酒（P186） 血液清澈睡眠術（P190） 預防便秘（P194） 血液清澈泡澡法（P198）	走路（P156） 改善高血壓體操（P174） 對糖尿病有效的穴道（P178） 限酒（P186）	走路（P156） 戒菸（P182） 限酒（P186） 血液清澈泡澡法（P198）

膽固醇		三酸甘油脂較高的人	想要預防老化的人	擔心痴呆的人
LDL（壞）膽固醇較高的人	HDL（好）膽固醇較低的人			
大豆（P42） 肝臟（P56） 芝麻（P58） 綠茶（P62） 黃綠色蔬菜（P66） 蒜（P74） 洋蔥（P78） 橄欖油（P82） 花枝・章魚・牡蠣（P86） 堅果類（P90） 乳製品（P94） 海藻類（P98） 柑橘類（P108） 糙米・雜糧類（P114）	芝麻（P58） 蛋黃（P70）	大豆（P42） 青魚（P48） 洋蔥（P78） 糙米・雜糧（P114）	橄欖油（P82） 蜂膠（P118）	青魚（P48） 肝臟（P56） 蛋黃（P70） 蒜（P74） 堅果類（P90） 蕎麥（P106） 蜂蜜・砂糖（P112） 銀杏葉精（P120）
卵磷脂（P42、71） 異黃酮（P44） EPA（二十碳五烯酸）（P48） DHA（二十二碳六烯酸）（P48） 芝麻素（P58） 芝麻醇（P58） 兒茶酚胺（P62） 維他命C（P66、96、108、140） β-胡蘿蔔素（P66、108） 蒜素（P74） 槲皮黃酮（P78） 三硫化物（P80） 油酸（P82、90） 牛磺酸（P86、146） 白藜蘆醇（P90） 乳酸菌（P94） 藻酸（P98） 墨角藻聚糖（P98） 肌醇（P108） 食物纖維（P114、130） 多酚（P126） 維他命B_2（P136）	芝麻素（P58） 芝麻醇（P58） 卵磷脂（P42、71） 維他命C（P96、140）	皂角苷（P44） EPA（二十碳五烯酸）（P48） 三硫化物（P80）	核酸（P122） SOD類物質（P124） 多酚（P126） 維他命C（P140） 維他命E（P84、144）	DHA（二十二碳六烯酸）（P48） 鐵（P56、149） 膽鹼（P70） 維他命E（P84、144） 卵磷脂（P70、90） 葡萄糖（P112） 銀杏苦內酯（P120）
走路（P156） 戒菸（P182） 限酒（P186） 預防便秘（P194）	戒菸（P182）	走路（P156） 戒菸（P182） 限酒（P186）	血液清澈預防痴呆體操（P162） 戒菸（P182）	單鼻呼吸法（P150） 牙齒的治療（P154） 血液清澈預防痴呆體操（P162） 預防痴呆有效的穴道（P179） 個人電腦・寵物等（P180） 預防便秘（P194）

NOU NO KETSUEKI WO SARASARA NI SURU HON

本書中所提供的資訊與方法並非要取代正統的醫療程序，因個人體質、年齡、性別、特殊病史等各異，若您有任何身體上的不適，我們建議您應請教專業的醫護人員。

讓腦血液不黏稠的50個方法

編著／眞田祥一
審訂／譚健民
譯者／劉雪卿
主編／羅煥耿
責任編輯／翟瑾荃
編輯／陳弘毅、李欣芳
美術編輯／錢亞杰、鄧吟風
出版者／世茂出版有限公司
發行人／簡玉芬
地址／新北市新店區民生路十九號五樓
電話／（○二）二二一八三二七七
（○二）二二一八三二三九（訂書專線）
傳眞／（○二）二二一八七五三九
劃撥／一九九一一八四一
單次郵購總金額未滿五○○元（含），請加50元掛號費
酷書網／www.coolbooks.com.tw
登記證／局版臺省業字第五六四號
電腦排版／辰皓國際出版製作有限公司
印刷／長紅彩色印刷公司
初版一刷／二○○二年一月
十二刷／二○一一年七月
定價／一八○元

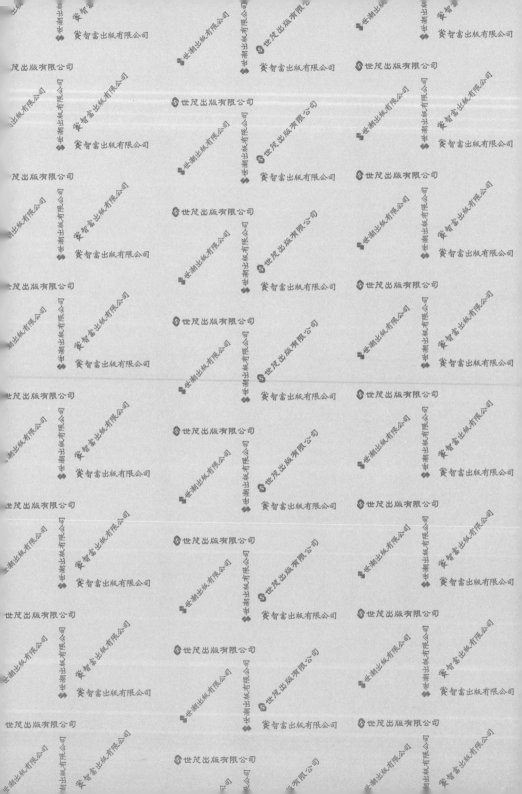